現代の生老病死を考える

――信仰と学問の場をつなぐ生命倫理

寿台順誠

まえがき

　本書の第1部は2020年7月21日に私の生家である正雲寺（名古屋市中川区・真宗大谷派）において行われた同朋会公開講座「現代の生老病死——引き延ばされる老病死と操作される生——」の記録（限定配布された冊子）を改めて広く一般に公開するため、ここに収録するものである（同朋会とは、真宗大谷派の同朋会運動という信仰運動によって各寺に結成された会の名称である）。話の途中で『歎異抄』に言及されるところがあるが、それはこの公開講座がその前に『歎異抄』の話が2回あった後の第3回目のものだったという事情がある（拙著『批判的に読み解く「歎異抄」』22世紀アート　2022を参照）。

　それから、第2部各章に掲載された諸論文の初出は以下の（　）内である。

　第1章　死別の倫理——グリーフワークと喪の儀礼——（日本生命倫理学会誌『生命倫理』23(1), 2013)
　第2章　自律から共苦へ——日本における「安楽死・尊厳死」裁判の再検討——（『生命倫理』24(1), 2014)
　第3章　安楽死の比較文化論を構想する——小野清一郎の安楽死論を通して——（『生命倫理』25(1), 2015)
　第4章　安楽死の法的問題と仏教の倫理——小野清一郎の安楽死論と仏教的応報刑論——（宗教倫理学会誌『宗教と倫理』16, 2016)

3

　このように寺院の門徒向けの催しにおける話と学会誌などに掲載された学術論文とを、一緒に収録して本にすることは、あまりなされないことかもしれない。が、私はこの二つのものをつなぎたいと思って、本書を出版することを思い立った。というのは、もともと私が生命倫理の勉強を始めたきっかけは、私が住職を務めていた光西寺（東京都立川市・浄土真宗本願寺派＝但し、私は2021年12月に当寺住職を後継者に譲ったので、現在は前住職である）の催しにあったからである。

　それは2009年夏のことだった。当時、光西寺では毎月課題図書を決めて読書会を行なっていたが、その頃ちょうど1997年から施行されていた臓器移植法の改正案が国会で審議されていた。そんなこともあって、2009年6月に翌月の課題図書を決める際、その会に参加しておられた門徒の森谷武雄氏から、その2年半ほど前(2006年11月)に亡くなられたお連れ合いの智子氏の話が出された。森谷智子氏はもともと喘息の持病をお持ちだったのであるが、その発作で倒れられて危篤状態に陥る直前に、（脳死状態や植物状態になることなど

も想定されて)「延命治療はしないで欲しい」とおっしゃったということであった。そのような森谷氏の話を受けて、2009 年 7 月の読書会では中島みち『脳死と臓器移植法』(文藝春秋, 2000)を読むことになったのである。

　そして、その読書会以来、私には森谷氏の話が心に残り続け、生命倫理関係のいろいろな本を読み始めたということがあった。他方、しだいに光西寺の住職業との両立が困難になったということから、私は 2006 年に以前から属していた法学研究の場を離れたということがあったが、やはり何か勉強は続けたいと思っていたということもあって、2011 年、新たに大学院に入り直して生命倫理の研究を始めたという経緯があったのである。

　要するに、私にとって生命倫理は僧侶をしながらでも比較的取り組みやすい問題なのであるが、勉強を進めるうちに、生命倫理において取り上げられる諸問題は、いわば「現代の生老病死」に関わる問題であり、その意味において仏教に課された応用問題であると考えるようになった。従って、私はこれを単に大学や学会(学問の場)で研究・発表しているだけでなく、そうした場での学びを寺(信仰の場)に持ち帰って、門徒の人々と分かち合うべきだと考えてきた。そのようなわけで、正雲寺同朋会公開講座で生命倫理について話す機会を恵まれたのは、本当に有難いことだった。

　以上のことから、私は本書を「第 1 部　信仰の場における生命倫理」と「第 2 部　学問の場における生命倫理」とに分けて、前者に正

雲寺同朋会公開講座の記録を、後者にこの間、学会や大学で発表して
きた論考を収めることにした。そして、本書を「現代の生老病死を考
える──信仰と学問の場をつなぐ生命倫理──」と題することにし
たしだいである。

　ただ、これは一つの始まりであって、終わりではない。その意味に
おいて、ここに今後の課題も記しておきたい。まず第 1 部において
私は、生命倫理の諸問題を「生老病死」に区分して概観し、またそれ
らの諸問題を「生→老病死」の縁起(仏教的因果関係)において関連づ
けることを試みたのであるが、これはまだ簡単な素描の域を出てい
ない。そこで、今後さらに内容を深めていく必要を感じている。それ
から第 2 部に関しては、取り上げた問題が「死」と「老」(それも安
楽死・尊厳死)に偏しており、「生」と「病」については取り上げてい
ないという問題がある。従って、今後は学問の場においても、「老死」
だけでなく「生病」の問題を取り上げていきたいと思うしだいであ
る。

　なお、第 2 部各章はもともと独立した論文として書かれたもので
あるため、相互に重複する箇所も少なくない。今回は (誤記の修正な
どを除き) そのまま掲載することにしたが、今後はそうした箇所を総
合して、全体としてよりまとまったものにしていくことも試みたい
と思っている。

　このまえがきの終わりに謝意を表しておきたい。
　まず第 1 部に関しては、前記の如く私が生命倫理の勉強を始める

御縁をいただいたという意味において、誰よりもまず森谷武雄氏と亡き智子氏に、心より御礼申し上げたい。森谷氏のお話を聞かせていただかなければ、その後の私の生命倫理研究はなかったのである。

　それから、正雲寺同朋会公開講座の場で話をする機会を下さった同寺の寿台順潮住職（兄）と、当日の話を纏めて冊子にして下さった同寺責任役員の井上重信氏に、深く感謝の意を表したい。この話の最後にこのテーマで二回目の公開講座を開くことが予告されているが、残念ながらコロナ禍ということもあって未だ開かれていない。その代わり私は現在、光西寺において「仏教と生命倫理」という講座を開いているので（https://www.kousaiji.tokyo/publics/index/18#block54）、関心のある方は是非ここに御参加いただければと思っている。

　次に第 2 部に関しては、まず早稲田大学大学院人間科学研究科修士課程において「バイオエシックス」の御指導をいただいた土田友章先生（早稲田大学人間科学学術院名誉教授、宗教学・倫理学）に心より御礼申し上げたい。第 1 章の「死別の倫理」は、土田先生に御指導いただいた修士論文のいわばダイジェストであるが、第 2 章から第 5 章に至る諸論文も、当時毎年、土田先生及び土田ゼミの先輩・同輩と一緒に日本生命倫理学会等に参加して研究発表をするということがなければ書けなかったものである。

　それから、早稲田大学大学院社会科学研究科において御指導いただいている内藤明先生（早稲田大学社会科学総合学術院社会科学部教授、日本文学・日本文化論、歌人）に深く感謝申し上げたい。第 5 章の「森鷗外の安楽死観」と取り組んだことをきっかけに、私は文学

7

作品を題材にして生命倫理の諸問題を論ずることを考え始めたことから、博士課程では内藤先生のゼミに所属させていただくことになった。第 6 章と第 7 章の論文は、内藤先生の御指導の下で仕上げることができたものである。

　最後に、今回こういう形で本書を出版するにあたってお世話いただいた、22 世紀アートの中野裕次郎氏をはじめとする関係スタッフの皆さんに、心より感謝の意を表しておきたい。

寿台順誠

目次

第1部　信仰の場における生命倫理

（正雲寺同朋会公開講座記録）

現代の生老病死

——引き延ばされる老・病・死と操作される生——

正雲寺住職（寿台順潮）挨拶

　ご案内の通り順誠講師には今回で三回目の公開講座をお願い致しました。昨年の 10 月の第一回は「批判的に読み解く『歎異抄』─悪人正機と本願ぼこり─」、続いて第二回を本年 1 月に「批判的に読み解く『歎異抄』異義篇をどう読むか？─『歎異抄』の著者（唯円）の立場─」と題して、私どもが『歎異抄』をこれまでとは違った視点から拝読する上で大変意義深いお話を頂きました。続いて第 3 回を今年の 3 月に予定いたしておりましたがコロナ禍のため本日に延期させて頂いた次第であります。

　今回は終末期医療の在り方として最近社会問題にもなっております生命倫理の問題、たとえば「尊厳死か安楽死か」という深刻な課題を仏教的観点から「現代の生老病死─引き延ばされる老・病・死と操作される生─」と題してお話を頂くことになりました。生命倫理とは一般的な意味で使われる倫理道徳の倫理と一緒のことなのか違うのかよく理解できなかったのですが、要は人の生死の問題にどう対処したらよいかの判断基準になるべきものが生命倫理なのかと思ったりもします。

　前に私は弟から 2014 年・2015 年に看護学科の学生に生命倫理の話をした、ということを聞いていました。その頃は難しそうだなとか、普通の倫理と生命倫理はどう違うのかなとかと思っていました。ところが数年前になりますが、母が脳出血で倒れもう話はできない状態になりました。それで、その時に医師から「延命治療を施しますか、

終末期医療をどうしますか」と問われました。すぐには答を出せませんので、もう少し待って欲しいと思ったのですが、でも今すぐにでも脳死或いは植物状態 (遷延性意識障害) になったらどうするかを決めなくてはならないから早く決めて欲しいと言われ本当に困りました。

　その時、弟も来てくれましていろいろ相談し、自然に任せたらよいなどとも思ったのですが、とにかくそれでまさに自分が以前から聞いていたことの当事者になった、他人ごとではないと思うようになりました。また、現在高齢化が進む中で、そういうことを体験している人は多いとも思います。それならば、一度くらいはお寺で話題にして、皆さんと一緒に確かめていかねばならないのではないかと思い、それで今日の話をお願いしたしだいです。話は難しいかもしれませんが、少しでも問題をどう考えたらよいのかという道筋が開かれてくればと思います。「生老病死の苦」という視点から社会的に大きな問題になってきている生命倫理をどう考えていくかということを、私自身の課題にしていきたいと思います。そういうことで、今日はよろしくお願いします。

はじめに

　皆さま、「百とやっとかめ」だなも。

　前回（１月 21 日の「批判的に読み解く『歎異抄』」の２回目の話の時）、「やっとかめ」の語源を説明しました。それは「八十日目（やっとうかめ）」ということで、「久しぶりですね」という意味でしたね。それで、考えますと前回からもう６か月たっていますので、今日は大体「百八十日目」ですね。だから「百とやっとかめ」というご挨拶をさせていただきました。

　さて、コロナ禍のこういう状況の中で皆さん非常にお困りのことも多いと思います。最近、暑くなってくるとマスクは大変ですね。苦しくなってきますよね。それで道を歩いていてしんどくなると、人がいないのを見計らってマスクを取りますね。そうすると何か凄く楽になります。大袈裟な言い方をしますと、「空気が美味しい」と思ったりします。当たり前にやっていたことが当たり前に出来なくなると、当たり前のことが非常に貴重なことだったと思ったりします。が、又、こういう時は、やはり当たり前にしてきたことをもう一度問い直すことが重要になってくるのではないかとも思います。

１．四苦八苦

　そこで今日は、「生老病死」という問題を問い直してみようと思います。仏教では一言で「生老病死の苦がある」と言いますけれども、

それは一体どういう意味なのだろうか。それを考えるために、先ず「四苦八苦」ということから話に入っていきたいと思います。

　「四苦八苦」というと一般にもよく使う言葉で「大変な苦しみ」を指す言葉ですが、もともとは、「生老病死」という四つの苦しみに、「愛別離苦」（愛する人と別れる苦しみ）、「怨憎会苦」（嫌な人・憎たらしい人と一緒にいなくちゃいけない苦しみ）、「求不得苦」（求めるものを得られない苦しみ）、「五蘊盛苦（五陰盛苦）」──これは難しいので後で説明しますが──の四つを足して全部で八つですから「四苦八苦」と言う訳ですね[1]。これを一般的な国語辞典や仏教辞典で調べてみると、「人生の苦の総称」（『広辞苑　第七版』2018）或いは「人間のあらゆる苦しみ」（『大辞林　第四版』2019）を表現したものであるとか、又そうした「苦しみを四つあるいは八つに分類したもの」（『岩波仏教辞典　第二版』2002）であるとかと説明してあります。しかし、私はこうした説明に対して二つの疑問を持っています。一つは、「人間のあらゆる苦しみ」と言う訳ですが、人の苦しみというのはたったこの四つないし八つなのかということです。それから、もう一つは、「四つあるいは八つに分類したもの」と言うと、何か「生」「老」「病」「死」ないし「愛別離苦」「怨憎会苦」「求不得苦」「五蘊盛苦」は、各々同じ重みを持って並列的に置かれている感じがしますが、本当にそうなのだろうかという疑問です。

　最初の疑問については、例えば「生・老・病・死」の他に「貧・病・争」といった苦しみも挙げられると思います。これは幕末から戦前・戦後にかけて所謂「新興宗教」（新宗教）が勢力を拡張する時に、こ

れらの問題に取り組んだということが言われるもののカタログです。「生老病死」にも「貧病争」にも「病」が入っていますが、前者が人として生まれた以上、免れ難いものとしてある「病」を指すのに対して、後者はむしろ治すべき「病気」、解消すべきものという違いがあると思います。「貧」や「争」も解消すべき、解決すべきものとして取り組まれたということだと思いますが、それと同じように「貧病争」という場合の「病」は、社会問題として挙げられているのだと思いますね。昨日、こちらの法務員研修会にも参加させていただきましたが、そこでのテーマは「現世利益」でした。よく新興宗教は現世利益を説くと言われるのですが、それはこうした問題と取り組んだということではないでしょうか。

　又、今年の１月から東京１２チャンネル系で夜中に『コタキ兄弟と四苦八苦』という１２回連続のドラマを放送していたのですが、そこでは各回のドラマのタイトルとして上記の八苦以外に、「曠夫受苦」（配偶者がいない男性が受ける苦しみ）、「愚慮弄苦」（くだらないこと・とろくさいことを考えちゃって、自分で自分の思いに翻弄される苦しみ）、「世間縛苦」（世間の価値観に縛られる苦しみ）、「増上慢苦」（尊大になって却ってしくじっちゃう苦しみ）、という四つの苦しみが出されていました。このように四苦八苦以外にも、いろいろな苦しみがあると言える訳ですね。

　次に「四苦八苦」に対する二つ目の疑問として、「生」「老」「病」「死」、それから「愛別離苦」「怨憎会苦」「求不得苦」「五蘊盛苦」は並列的に置かれているとは考えられないということがあります。私

たちには「老・病・死」、或いは「貧・病・争」を加えてもよいです
が、それらが「苦」であることはよくわかること、実感出来ることで
すね。しかし、だからと言って、一足飛びに「生」（生れてきたこと）
自体も「苦」であるとは結論出来ないのではないでしょうか[2]。

　又、「愛別離苦」「怨憎会苦」「求不得苦」は具体的な「苦」ですか
ら理解しやすいことですが、「五蘊盛苦」というのは一体何のことやら
よく分からないのではないでしょうか。「五蘊」というのは「五つ
の集まり（構成要素）」という意味で、身体・肉体を意味する「色」
と、苦・楽といった感受作用である「受」、対象とするものの姿かた
ちを想い描く表象作用（イマジネーション）である「想」、「こうした
い」とか「ああしたい」とかという意志の作用を示す「行」、識別・
判断の作用である「識」という四つの心的作用でもって、人間存在と
は何かを示す言葉です。つまり、人間とはこの「五蘊」から成り立っ
ているものであるということです。そして、ここには人間とはこの五
蘊が仮に和合して存在しているものにすぎないので、時が来れば又
バラバラになっていく無常な存在である、永久不滅の霊魂などない
という意味が含まれています。が、とにかく、そうした五蘊から盛ん
に起こってくる苦しみを「五蘊盛苦」という訳ですから、これはもう
見るもの・聞くもの・やること・なすこと全て苦である、人間存在と
は総じて苦であると言っているのに等しいのですね。ですから、四苦
八苦の後の四苦についても、「愛別離苦」「怨憎会苦」「求不得苦」、そ
れに「曠夫受苦」「愚慮弄苦」「世間縛苦」「増上慢苦」を加えてもよ
いのですが、そうした具体的な苦しみがいくつあっても、だから「人

生は総じて苦である」（五蘊盛苦）という結論には至らないという問題があると思うのです[3]。

　このように、「老・病・死」が「苦」だからと言って、「生」まで「苦」だとは言えないのではないか、又、「愛別離苦」「怨憎会苦」「求不得苦」が「苦」であることは理解出来るが、だからと言って「五蘊盛苦」を実感するまでには至らないというのは、この「四苦八苦」ということがいわば科学的な真理として述べられたものではないということを示していると思います。つまり、経験論的・帰納法的に「老」「病」「死」や「愛別離苦」「怨憎会苦」「求不得苦」といった具体的な「苦」をいくら並べ立てても（たとえそこに「貧」「争」や「曠夫受苦」等の苦をいくら足しても）、「生れてきたこと自体が苦である」（生苦）、「人間存在は総じて苦である」（五蘊盛苦）ということを証明することは出来ないということです。ですから、「四苦八苦」は先ずお釈迦様（釈尊）の思想・哲学を説かれたものだと考えるべきだと思います。そして、私たちはこの人生において「老」「病」や「愛別離苦」等の具体的な苦しみの体験を重ねるうちに、やがてお釈迦様が説かれたことはやはり真実に違いない、だからそれを信ずるといういわば「信仰上の飛躍」を通して「生苦」や「五蘊盛苦」といった究極的な苦を認識することに至るのだと思います。そして、お釈迦様が説かれたことだからこそ、それを真実であると信ずる者を「仏教徒」と呼ぶのではないでしょうか。

　確かに仏教はキリスト教など他の宗教のように奇跡を信じるということはありませんから、時々、仏教は近代的な自然科学とも衝突し

ないというようなことが言われることがあります。そして、そのような捉え方から、「生老病死の苦がある」という話もまるで自然現象の因果のように考えられている場合もあるかもしれませんね。又、お釈迦様は、実はお釈迦様が世に出ようが出まいが、誰でも発見出来るような自然的な真理を発見した人であるというような形で、仏教というものが語られてきたということもあったと思います。が、私はこのような捉え方は間違っていると思います。「人生が苦である」というのは、お釈迦様の思想・哲学を述べられたものであり、それはお釈迦様が説かれたものだから私たちは信ずるというところで、初めて仏教は宗教だということが言えるのではないでしょうか。

　或いは、宗教には「創唱宗教」（一人の創唱者によって始まった宗教）と「自然宗教」（自然発生的に始まった宗教）という分類の仕方もありますが、通常、仏教はキリスト教やイスラム教とともに前者に分類されます。ところが、お釈迦様が説かれた「生老病死の苦」を、まるで単なる自然現象のようなものだと考えることは、仏教を自然宗教化することに他なりません。しかし、ゴータマ・シッダールダという固有名詞を持った人が、「生があるから老病死がある」という縁起の法を悟ることによってゴータマ・ブッタになったのであり、そのゴータマ・ブッダが説かれた教えを「仏教」と言うのですから、それはれっきとした創唱宗教なのです。いずれにせよ、こうしたことをはっきりさせておかないと、仏教の宗教としての意味が見失われるのではないかと思いますので、最初にこうしたことを少し長々と話させていただいた次第です。

それでは、このあたりから具体的な内容に入りましょう。私たちが「生老病死の苦」ということを実感し認識する順序としては、やはり先ずは「老・病・死」を「苦」だと実感しながら、その挙句に以上に述べた「信仰上の飛躍」を経て「生れてきたこと自体が苦である」という認識に辿り着くということがあると思います。ですから、以下の話ではそうした順序に沿って、先ず「老・病・死」の過程が医学・医療の発達によって大変引き延ばされているところに現代の「老苦・病苦・死苦」があるということを申し上げた上で、次にその因を探っていくと、現代では「生」が操作されており、その根本に「優生思想」の問題があるというところに辿り着くということを、生命倫理学の知見を通して述べてみたいと思う次第です。換言するならば、人間は「老・病・死」等の「苦」から逃れるために医学・医療を飛躍的に発展させ、ついに「生」の領域まで人工的に操作するようになった訳ですが、その操作が「優生思想」に基づくものである分、引き延ばされた「老・病・死」の現実が「優れている」とは言い難いことから、かえって苦しみに満ちたものになってしまう、という皮肉な結果につながっているということを申し上げることになると思います。

　尚、先ほど申し上げたように、「生老病死」以外にも「貧病争」等いくらでも苦は挙げられる訳ですが、ここではそれらの苦を多く並べ立てる意味はないと思いますので、以下は現代の「生老病死」に問題を絞りたいと思います。

２．現代の老

(1)　社会の高齢化

　それでは、「老」の問題から始めますが、これについては先ず基礎知識の確認をしておきましょう。一般に、65 歳以上の人口が総人口の 7 〜14%に達した社会を「高齢化社会」（aging society）と言い、65 歳以上の人口が 14〜21%に達した社会を「高齢社会」（aged society）、そして、65 歳以上の人が 21%以上の社会を「超高齢社会」（super-aged　society）と呼ぶことになっています。"aging" とは「年を取りつつある」ということ、"aged" とは「年を取っちゃった」ということ、そして、"super-aged" とは「チョー年取っちゃった」ということですね。時々、これらの区別をしないままに、「超高齢化」のような言葉が使用されていることがありますが、一応、以上の基礎的な語法は押さえておいた方がよいと思います[4]。

　それで日本は、1970 年（7.1%）に「高齢化社会」、1995 年（14.5%）に「高齢社会」、そして 2007 年（21.5%）に世界で最初に「超高齢社会」になった訳ですが、参考までに 2018 年時点の国際比較の統計を見つけましたので、それを下に挙げておきましょう。これは総務省統計局が出しているものです（https://www.stat.go.jp/data/topics/topi1135.html）。

表7　高齢者人口の割合（上位10か国）（2018年）

順位	国名	総人口 （万人）	65歳以上人口 （万人）	総人口に占める 65歳以上人口の割合 （％）
1	日本	12642	3557	28.1
2	イタリア	5929	1382	23.3
3	ポルトガル	1029	225	21.9
4	ドイツ	8229	1783	21.7
5	フィンランド	554	120	21.6
6	ブルガリア	704	148	21.1
7	ギリシャ	1114	229	20.6
8	クロアチア	416	84	20.1
9	スウェーデン	998	201	20.1
10	フランス	6523	1308	20.1

資料：日本の値は、「人口推計」、
　　　他国は、*World Population Prospects: The 2017 Revision*（United Nations）（201の国及び地域を掲載）
注）日本は、9月15日現在、他国は、7月1日現在

　これによると、2018年のこの段階では日本に続き、イタリア・ポルトガル・ドイツ・フィンランド・ブルガリアまでが「超高齢社会」になっていますが、しかし日本はこの時点で既に28％を超えていて、かなり図抜けた「超高齢社会」だということになりますね。そろそろ30％に近づいていて、大体3.3人に1人が高齢者だという社会になりつつありますからね。

　それにしても、今の高齢者は大変ですよね。希少価値がなくなっちゃったですからね。昔だったら年取っただけで尊敬されていたけれど、いま高齢者はゴロゴロいますから珍しくも何ともなくなっちゃった。そういうことも「現代の老」の一つの苦しみかもしれませんね。

(2) 現代の老苦──死にたくても死ぬに死ねない状態が長く続く苦

　そこで、そういう超高齢社会における老苦とはどんなものだろうかということを考えていて、非常に参考になったのが有吉佐和子の『恍惚の人』でした。発表当時ベストセラーになった小説ですが、これが出されたのは1972年で、日本が高齢化社会に入ったばかりですから、今から考えると非常に先駆的な作品だったのだと思いますね。映画（豊田四郎監督、1973年）の方も、森繁久彌が認知症になったおじいさん（立花茂造）を、その息子の嫁さん（立花昭子）を高峰秀子が演じましたが、当時非常に多くの人が観た筈ですね。それで、この小説には次のような言葉があります。

　　人間は死ぬものだということは知っていたけれど、自分の人生の行く末に、死よりもずっと手前にこういう悪魔の陥穽とでも呼ぶべきものが待ちかまえていようとは、若いときには考えも及ばなかった。歳を取るのか、私も。どういう婆さんになるのか、私は。
　（有吉佐和子『恍惚の人』新潮社，1972，176頁）

　これは、この小説の中で舅（茂造）の世話を一手に引き受けていた嫁（昭子）が、舅と自分を重ね合わせて自問する言葉です。仏教で一口に「生老病死の苦がある」と言われているのを聞くと、人はいとも簡単に「老いて、病んで、死ぬ」と言われているように聞こえるのですが、人はそんなに簡単には死ねないのですよ。「死よりもずっと手

前に・・・悪魔の陥穽」があるというのですが、これは小説を読んだり映画を観たりした人はお分かりになると思いますね。この作品では垂れ流しや徘徊の場面が延々と続きますからね。

『恍惚の人』ではまだ、共働きであるにもかかわらず嫁が舅の面倒を見るのが当然のように描かれていましたし、介護施設や介護制度も整っていませんでした。又、2004 年に厚生労働省の用語検討会によって定められた「認知症」という言葉はまだ使用されず、この作品では「呆け」とか「痴呆」とかの言葉が使われていました。が、今から見るとそういう限界はありますが、それでも先に引いた言葉は、死ぬに死ねない「現代の老苦」をうまく表現した言葉だと思います。

今の日本のように長寿になったことは、基本的には好ましいことの筈なのに、口を開けば「死にたい」などと言う高齢者が何と多いことかと思います。うちには 95 歳になる義母がいて、現在、家とホーム（ショートステイ）の間を行ったり来たりの生活ですが、その義母の場合でもそうです。顔を見れば、「もう何も分からなくなっちゃった」とか、「死にたい」とかということばかりを言っています。このように、寿命が長くなればなるほど何か苦しみが増えるような、今の日本はそんな社会であるような気がする訳です。

(3)　認知症に関わる根本的な問題

そこで少し認知症の問題に入ってみたいと思います。

現在、「認知症 800 万人時代」とも言われていますね。これは 2013 年から 2014 年にかけて、4 回にわたり NHK スペシャルで取り上げら

れた番組のタイトルだったのですが、そこでは 2013 年時点で推定 462 万人の認知症の高齢者が存在しており、それに認知症予備軍の高齢者を加えると、大体 800 万人になると見積もられていたのでした[5]。が、この数字はその後さらに増えているようですね。又、私の大学院の先輩から聞いたことですが、今の日本で年間大体 8 万人位が行方不明になるうちの約 1 万人が認知症の人だということですね[6]。

　このように非常に深刻な状況である訳ですが、大井玄というお医者さん（公衆衛生学者）が、認知症というのは「病気」なのか、それとも「自然のあらわれ」なのかという問いを出しておられます[7]。これは認知症に関する根本的な問いだと思いますね。

　思い出してみると、1967 年だったと思うのですが、私の母方の祖母が亡くなりました。81 歳でしたが、今の言葉で言えば「認知症」になっていました。母は岐阜県のお寺の出身ですが、そこに子や孫が皆集まって看取るような形になっていました。祖母は男の人に会うとすべて自分の「お兄ちゃん」だと認識していました。小さい頃の記憶に戻っていたのでしょう。が、当時は「認知症」という言葉はありませんでしたから、皆「お祖母ちゃんは呆けちゃった」と言っていました。けれども、当時の私の印象で言うと、人間は皆年を取ったらこうなるのだ、誰でも老いたらこうなるじゃないかと、病気というよりも自然なこととして、お祖母ちゃんを見ていたような気がします。それが今のように「認知症」という病名が付くと、何だか非常に特別なことのようになってくるのではないかと思うのです。要するに、認知症は現在非常に深刻な問題にはなっていますが、これを特別深刻な

病気として扱うのか、それとも人間の自然な姿だと考えるのか、これは大きな問題だと思いますね。

　それからもう一つ大井さんは重要な問題を提起されていますが、それは人間観の問題です。つまり、認知症の人を見ていると、西洋的な確固とした自己・自我などは無いということが分かるとおっしゃっている訳です。が、この永遠に変わらぬ自我など無いということは、仏教の無我の問題と合わせて考えると面白いのではないかと思いますので、そちらに話を移したいと思います。

（4）　認知症と無我──老いと仏教

　認知症と無我という問題、つまり認知症の人には変わらぬ自我など無いとすれば、仏教の「無我」というのは認知症のようなものなのか、という問題を考えるために、先ずは下の図をご覧ください。

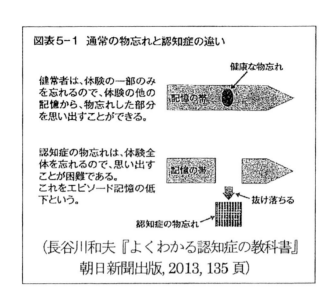

（長谷川和夫『よくわかる認知症の教科書』
朝日新聞出版, 2013, 135 頁）

　この図表は長谷川和夫『よくわかる認知症の教科書』（朝日新聞出版, 2013, 135 頁）という本のものですが、これについてはよく、先ほど何を食べたかを忘れるのは通常の物忘れだが、食事をしたこと自体を忘れてしまうのは認知症である、という例で説明されますね。

　それで仏教の無我について考えてみたいのですが、これについては天親菩薩（世親）の『浄土論』に、「世尊我一心、帰命尽十方、無礙光如来、願生安楽国」（世尊、われ一心に尽十方無礙光如来に帰命したてまつりて、安楽国に生ぜんと願ず。『真宗聖典』135 頁、『浄土真宗聖典　七祖篇——註釈版——』本願寺出版社, 1996, 29 頁）とあるのに対して、曇鸞が『浄土論註』で次のような註釈を加えていることが注目されます。

問ひていはく、仏法のなかには我なし。このなかになにをもつて
か我と称する。答へていはく、「我」といふに三の根本あり。一に
はこれ邪見語、二にはこれ自大語、三にはこれ流布語なり。いま
「我」といふは、天親菩薩の自指の言にして、流布語を用ゐる。邪
見と自大とにはあらず。（前掲『浄土真宗聖典　七祖篇』52頁）

　この中の「邪見」というのは誤った邪な見解ということで、先ほど
言ったような永遠に変わらぬ自我が存在すると考えること、「自大」
というのは、「我が、我が」と主張するような尊大な我という意味だ
と考えればよいでしょうね。が、ここで天親が「我」と言っているの
は、そういう意味ではなくて、単に「流布語」として用いているにす
ぎない、と曇鸞は解釈している訳です。これは仮に「我」としか言い
ようがないものですね。仏教は無我の教えだから「我」（私）という
言葉を一切使うな、などという極端な言い方に出会ったこともあり
ますが、しかしもし流布語という意味での「我」（私）という言葉も
使えなければ、会話自体が成立しませんよね。例えば、「○○を食べ
たい」と言ってみても、「私は」と言えなければ、場合によっては「誰
が？」ということが分からなくなってしまいますね。流布語としての
「我」というのは、仮に言っているだけで実は「五蘊」に過ぎないも
のですから、時が来たら消えてなくなるような「我」なのです。その
くらいの「我」は立てておかないと仕方がないという話ですよ。
　このように考えてくると、認知症と無我とを一緒にするのはやは

り間違っているでしょうね。流布語としてであれば「我」は認めるというのは、自分がやってきたことについての記憶の連続性くらいはあるということではないでしょうか。が、それが永久不滅に変わらない「我」があるとか、「我が、我が」という自大とかになってしまうと、仏教の無我には反するということだと思います。

　少し話が横道にそれたかもしれませんが、そのついでにもう一つ「老いと仏教」について言っておきたいことがあります。それは、「諸行無常」ということの在り様に関してです。「生者必滅」「盛者必衰」「会者定離」という言葉は、「諸行無常」の類語であるとか、例示であるとかと説明されていると思います。が、「生者必滅」というのはまさに「死苦」を示すものだと受け取ることが出来ますが、しかし「老苦」や「病苦」はそれよりも「盛者必衰」という言葉で表す方がよいのではないかと思うのです。それはどういうことかと言うと、かつて当たり前に出来ていたことが出来なくなっちゃう、かつて人の手など借りなくても易々と出来たことが段々出来なくなるというのは、本当にもどかしいことですよね。「盛者必衰」というのは、そのような悲しみを表しているような気がします。そういう意味で、「死苦」とは違う意味での「老苦」「病苦」をそのように押さえたらどうかと考えているのです。

　認知症については他にいろいろ言いたいこともありますが、時間の関係でカットします。いずれにしても、超高齢社会においては、「死にたい、死にたい」と言いながら延々と生きざるを得ない訳です。「ピンピンコロリ」(PPK) という言葉がありますね。「ぴんころ地

蔵」というのが長野県の佐久にあり、数年前に見に行きました。そこには「ぴんころ食」という塩分を控えた食事もあります。長野県はそうした PPK 運動を推進して、日本一の長寿県になりましたね。それで、この「ピンピンコロリ」というのが、現代という時代に特有の願望になっていますが、でも実態はむしろ「ネンネンコロリ」(NNK) だと言われています。「ネンネン」というのは寝たきりになるということですが、この場合「コロリ」というのは適切な言い方ではないと思います。ですから、これは私の言葉ですが、「グズグズダラリ」(GGD) とでも言う方が実態に合っているのではないでしょうか。これこそまさしく「現代の老苦」だと思うのです。

３．現代の病

(1)　疾病構造の変化──感染症→生活習慣病、急性病→慢性病

　次に「現代の病」という問題に入りましょう。

　先ず「現代の病」について考える場合の大前提として、「感染症から生活習慣病へ」「急性病から慢性病へ」と疾病構造が変化してきたということが言われてきました。これについては、下のグラフを見て下さい。

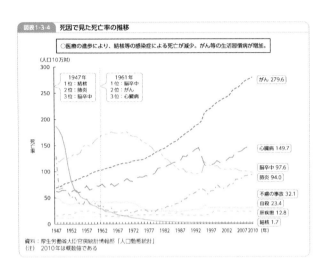

図表1-3-4 死因で見た死亡率の推移

○医療の進歩により、結核等の感染症による死亡が減少。がん等の生活習慣病が増加。

（人口10万対）

1947年
1位：結核
2位：肺炎
3位：脳卒中

1961年
1位：脳卒中
2位：がん
3位：心臓病

がん 279.6
心臓病 149.7
脳卒中 97.6
肺炎 94.0
不慮の事故 32.1
自殺 23.4
肝疾患 12.8
結核 1.7

資料：厚生労働省大臣官房統計情報部「人口動態統計」
（注）　2010年は概数値である

これは『厚生労働白書』の平成 23 年（2011 年）版のものです。
（https://www.mhlw.go.jp/wp/hakusyo/kousei/11/dl/01-01.pdf）。
これを見ると、戦後すぐの時点で死因の一位は結核だったのですが、
それに対する特効薬やワクチンが出来たことによって結核で亡くな
る人は急速に減り、その代わりに先ず脳卒中、次いで心臓病が増え、
そして最近になってどんどん増えて死因の一位になったのが癌であ
ることがよく分かります。この変化を指して「感染症から生活習慣病
へ」ということが言われてきた訳です。

　それから、もう一つ参考までに、この流れを「急性疾患から慢性疾
患へ」の変化として捉えた論文[8]の表も次に示しておきたいと思いま
す。この表は「急性病から慢性病へ」の流れにおいては、「医療の場」
が「病院」から「生活の場」へと移り、それにつれて「主導権」も「医

療者」から「患者」へ移行し、「医療者患者関係」は「指導協力型」から「相互参加型」となり、そして「医療の方向」は「治療的要素」よりも「ケア・教育的要素」が強いものとなってきた等のことが言われています。これも非常に分かりやすい表だと思いますので、紹介しておきたいと思います。

表1　急性疾患と慢性疾患の対比		
	急性疾患	慢性疾患
医療の場	病院	生活の場
主導権	医療者	患者
医療者患者関係	指導協力型	相互参加型
医療の方向	治療的要素	ケア・教育的要素
安静と運動	安静	運動可能範囲の設定

　ところで、先に挙げたグラフと似たグラフをもう一つ下に出しておきたいと思います。このグラフは厚生労働省の『平成30年（2018）人口動態統計月報年計（概数）の概況』（https://www.mhlw.go.jp/toukei/saikin/hw/jinkou/geppo/nengai18/dl/gaikyou30-190626.pdf）のものですが、先の平成23年版『厚生労働白書』のものとほとんど変わりはありません。が、一つ違うことがあって、それはこの表では最近「老衰」という死因が再び上昇してきて、ついに脳卒中を超えて第三位になったことです。平成23年版の時点では「老衰」は死因に数えられてさえいませんでしたし、実際しばらく前まではもう「老衰」という死因で亡くなる人はいなくなったとまで考えられて

いたように思います。ところが、ここ数年の間に再び「老衰」をカウ
ントせざるを得なくなったのですが、ここにはおそらく、今日も最初
に住職が言っておられた「延命治療」が控えられる傾向になってきた
ということがあるのだと思います[9]。

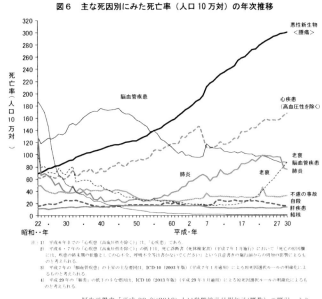

図6　主な死因別にみた死亡率（人口10万対）の年次推移

注：1)　平成6年までの「心疾患（高血圧性を除く）」は、「心疾患」である。
　　2)　平成6・7年の「心疾患（高血圧性を除く）」の低下は、死亡診断書（死体検案書）（平成7年1月施行）において「死亡の原因欄
　　　　には、疾患の終末期の状態としての心不全、呼吸不全等は書かないでください」という注意書きの施行前からの周知の影響による
　　　　ものと考えられる。
　　3)　平成7年の「脳血管疾患」の上昇の主な要因は、ICD-10（2003年版）（平成7年1月適用）による原死因選択ルールの明確化によ
　　　　るものと考えられる。
　　4)　平成29年の「肺炎」の低下の主な要因は、ICD-10（2013年版）（平成29年1月適用）による原死因選択ルールの明確化によるも
　　　　のと考えられる。

厚生労働省「平成30年(2018)人口動態統計月報年計(概数)の概況」より

　実際、厚生労働省や終末期医療に関わる専門学会のガイドライン
等ではそういう方向が打ち出されています[10]。例えば、「無益な延命
治療はやる価値がない」などということがよく言われますが、やはり
そういう考えがかなり浸透してきたのではないでしょうか。延命治

療と言うと人工呼吸器や胃瘻がありますが、例えば胃瘻は再び口からものを食べられるようになるための補助的なものなので、それが見込めず、ただ単に生命を延ばすだけのためであれば、それは打ち切りましょうというようなことになってきたということです。「老衰」というのは、簡単に言えば「食べられなくなったら死ぬ」ということだと思いますが、その場合に胃瘻をすれば生きちゃう訳ですよね。が、以上のように考えが変わってきたので、改めて「老衰」が増えてきたのだと思います。

(2)　現代の病苦──病と付き合う時間が長くなる苦、医療によって病が生みだされる苦

　さて、以上のように延命治療は打ち切られる傾向にあるとはいえ、病が慢性化し生活習慣病化したことによって、現代人は延々と続く病のプロセスを経なければならないのは事実であります。それで、そうした「現代の病苦」とは一体どういうものかと言うと、先ずはとにかく「病と付き合わなければならない時間が長くなる苦しみ」があると思います。

　かつては「癌」と言われたらそれは「死の宣告」に等しかったと思うのですが、今はそうでもなくなってきましたね。私が住職を務める光西寺の門徒さんで、しばらく前に90歳を超えて亡くなった人ですが、リタイア後に4回も癌の手術を受け、胃を取り、食道を切り、片肺を切り、そして皮膚癌もやって、それでいて毎年行っている光西寺の研修旅行に何年間か参加し、いつも一番先頭を元気に歩いて行っ

て、夜は結構お酒も飲むという方がおられました。実は光西寺の研修旅行の常連には、そのような形で癌の手術を受けられた方が何人もおられます。

　そこで一つ映画を紹介しておきたいのですが、それは 2011 年の『50/50 フィフティ・フィフティ』というアメリカ映画（ジョナサン・レヴィン監督）です。従来の癌を題材にした映画というと、古典的には黒澤明監督の『生きる』（1952 年）がありますが、そうした映画は主人公が癌であることが分かってから数か月ぐらいで死ぬというストーリーが定番だったと思います。『生きる』を最初に見た時には本当に感動したのですが、しかしこの種の映画は『生きる』だけ見ておけばもう十分で、あとはほとんどお涙頂戴的なものにしかなっていないと私は思いますし、癌になってちょうどよい頃合いで死ぬというストーリーでは、もう現在の病の実態には合っていないとも思われるのです。

　その点、『50/50 フィフティ・フィフティ』は違います。この映画では、27 歳の酒もタバコもやらない男性が腰の痛みを感じて受診したところ、「脊髄癌」（悪性神経鞘腫）という診断を受け、5 年生存率は「フィフティ・フィフティ」（50%）だと言われます。この映画はインフォームド・コンセントのあり方等についても非常に考えさせるところがありながら、コメディタッチの部分もあって非常に楽しく見ることの出来る映画でもあります。診断を受けた主人公に対して親友が、「フィフティ・フィフティだって？　カジノなら最高だぜ！」（スリリングでいいじゃないか！）と言って、勇気づける場面

などもあります。この映画は、最後は主人公の手術も成功して、今後も生きるという希望を描いて終わっていますが、しかし考えてみますと、現代というのは皆そのように「フィフティ・フィフティ」の中で、生きるか死ぬか分からない時間が長く続く苦を抱えて生きざるを得ない時代なのではないかと思うのです。

　それからもう一つ、生活習慣病という概念が何を生み出したのかというと、それは「医原病」(iatrogenesis, iatrogenic disease)だと思います[11]。つまり、「現代の病苦」にはむしろ「医療によって病が生みだされる苦しみ」もあると言えるのではないかと思うのです。従来は病気だと見られていなかったものが「病気」だとされ、治療が必要だということになることは「医療化」(medicalization)の一つですが、この傾向を示すものとしては、例えばヘビースモーカーを「ニコチン依存症」、酒癖の悪い人を「アルコール依存症」等、現代の非常に多くの病が挙げられます。確かに反対に、従来は病だと考えられていたものがそうではないと認められるようになったものとして、マスターベーションや同性愛等があり、この傾向を「脱医療化」(demedicalization)と言いますが、しかし現代において圧倒的に優勢なのは「医療化」の傾向で、単なる人の癖や性格が「病気」にされてしまうベクトルの方がはるかに強いのです[12]。そしてその中で、「人のために医療がある」というよりは、まるで「医療のために人がある」というが如き皮肉な逆転が起こっているのではないかと思われます。これについては、「健康のためなら死んでもよい」などという冗談話も引き合いに出されることがありますね。

このように生活習慣病というのは、単なる習慣が病気になってしまう訳ですから、かえって苦しみを生み出していると言えるのではないでしょうか。但し、生活習慣病に対する批判の多くは、それが「医療化」の方向に使われることに対する批判であって、もしそれが「脱医療化」の方向で使われるのであれば、悪いことではないと私は思います。例えば、すぐに「うつ病」など精神疾患だと認定して薬漬けにするのは問題だと思いますが、睡眠等の生活習慣を見直しましょうということであれば、生活習慣病という言い方も一概に否定するものでもないと思いますので、その点は見極めが必要だと思います[13]。が、いずれにせよ、「感染症から生活習慣病へ」「急性病から慢性病へ」と言われる中での「現代の病苦」としては、以上のように「病と付き合う時間が長くなる苦」「医療によって病が生みだされる苦」が挙げられると思う次第です。

（3）　新型コロナウイルス禍の問題──生活習慣病から感染症の時代へと逆流するのか？

　ところが、今日私はどうしても言っておかねばならないと思う問題は、今のコロナの問題が持ち上がってから、以上のように「感染症から生活習慣病へ」として語られてきた現代の疾病構造の変化について考え直さねばならないのではないか、「生活習慣病から感染症の時代へ」と又時代が逆流しているのではないかということです。確かに「感染症から生活習慣病へ」と言っても、実は戦後も世界的に見ると感染症で亡くなる人が一番多かったのですが、しかしそれはアフ

リカのような途上国の問題で、いわゆる先進国と言われるところは、感染症からはもう解放されたのだと私たちは思い込んできたのではないでしょうか。それを今改めて問い直す必要があるのだと思うのです。

　そこで、現在のコロナの問題に対する各国の対応と将来の見通しについて試みに考えているのですが、先ず各国の対応については、次の三つに分けられるという見方があります [14]。一つ目はブラジルやアメリカの対応で、「ネオリベラリズムの経済優先政策」です。最近、やっとトランプ大統領もマスクをするようになったということですが、しかしとにかく経済を最優先させる訳ですからもの凄い感染者を出している訳ですね。日本の政策もここに分類されると見られているようですが、どうでしょうか。「Go to キャンペーン」などはそういうものかもしれませんね。それから二つ目は中国がとっている立場で、「権威主義的な封じ込め政策」です。これは理解しやすいことですね。けれども、病気を封じ込めるのはよいのですが、中国は香港に見られるように民主主義まで封じ込めようとしちゃいますから、それは非常に問題ですね。ウイルスと民主主義は違いますからね。が、それはそれとして、三つ目は韓国や香港・台湾が取ってきた立場で、以上の二つの中間にあるものだと言ってよいでしょう。それは「早期の徹底した検査と封じ込めによる軟着陸的な政策」で、「経済か健康かのジレンマを穏健に両立」させるものだと言われています。この分類を出している論者は、この政策を最も評価しているようですね。いずれにせよ、この分類は参考になると思います。

そして、この各国の対応を念頭に置いて、次にこれまで「宿主と微生物の関係」にはどういうパターンがあったかを見ておきたいのですが、それには次の四つのパターンがあったと言われています[15]。「宿主」というのは、微生物（細菌やウイルス）が寄生する相手方の生物のことですが、今は人間のことだと考えればよいですね。その関係として、第一に「宿主が微生物の攻撃で敗北して死滅する」というパターンがあり、第二に「宿主の側の攻撃が功を奏して、微生物が敗北して絶滅する」というパターンがあると言いますが、ただこれまでに本当に絶滅させて制圧した感染症は天然痘しかないと言われています。結核だって今でもある訳ですからね。次に第三に、「宿主と微生物が和平関係を築く」というパターンがあるとされています。細菌よりも他の生物に寄生してしか存在し得ないウイルスの場合は特にそうですが、宿主が死んでしまうと自分も死んでしまいますから、進化すると宿主を殺さないようにだんだん弱毒化すると言われます。「ウィズコロナ」というのは、そういう願望をもって言っていることでしょうが、この場合どうしたら和平関係をうまく築けるかということが問題になりますね。そして最後第四に、「宿主と微生物が…果てしない戦いを繰り広げる」パターンがあるということです。ひとたび感染すると宿主の神経細胞に永久に潜み、忘れたころに帯状疱疹等を引き起こす水疱瘡がその例として挙げられています。

　私は、この「宿主と微生物の関係」のパターンと先ほどの各国の対応とを考え合わせてみて、どの対応策・政策を取った場合にどのパターンに行きつくのか、その見通しがつけられないかと思い、以上のこ

とを紹介した訳です。例えば、ブラジルやアメリカのような経済優先政策を取っていると、第一のパターンのように宿主が死滅してしまう恐れがあると言えるかもしれません。或いはウイルスの方が賢く進化して運よく第三のパターンの和平関係になるかもしれませんね。それから、中国のような封じ込め政策を取るということは、これはやはり第二のパターンの微生物を絶滅させる強い意志の表われだと受け取ることが出来るのではないでしょうか。このような形で、各国の対応と宿主と微生物の関係を考え合わせることで、多少なりとも将来を見通す見取図くらいは描けるのではないでしょうか。

４．現代の死

(1)　「死のタブー」再考

　それでは次に「現代の死」という問題に移ります。

　この問題について最初に言っておきたいことは、デス・エデュケーション（死の準備教育）等で死を問題にする場合、長らく近代社会では、特に日本では死をタブー視してきた、そしてそれはよくないという前提から話を始めるのが常道でした。

　自分の身内のことで恐縮ですが、私の父親（正雲寺の前住職）は 34 年前（1986 年）に癌で亡くなりました。58 歳でした。が、当時はまだ告知もままならない時代で、完全にタブーだったと思います。「あなたは癌です」とは言えませんでした。死についてオープンに語ることは、日本では欧米に遅れる形で 1990 年代以降、芸能人等がカミン

グアウト（公表）するようになったというようなこともあり、だんだんオープンになってきたと記憶しています。と同時に、「インフォームド・コンセント」（informed consent＝医療者からの十分な説明を受け、それを理解した上での患者の同意）というような言葉も知られるようになってきました。そして、今ではもう告知するのが前提になっていますね。告知して複数ある治療の選択肢から、患者本人に選んでもらわないと困るということになってきました。

　ところが、死について語る場合には、今でも「死はタブー視されている」ということを枕詞にして、ただそれを確認するだけでそこからなかなか話が進まないことが多いのですが、そろそろもう一歩先に展開しないといけないのではないかと最近私は思っています。ある意味では、現代ではもう死は過剰に語られているのではないか、とさえ思うことがあります。そこでこのような問題について、いくつかの見解を紹介しておきますと、まず現在ではもはや死がタブーであった時代は終わりつつあると主張する論者がいます。これまでになされた死について自覚的に考える運動や研究によって、既に死のタブー視は過去のものになりつつあるという訳です。

　又、ある人は死をタブー視しているのは社会の一部だけだという主張をしています。私のような僧侶にはこれについて思い当たることがあります。坊さんの格好をして入っていくと嫌がられるところが私は二つあると思っていて、一つは結婚式で、もう一つは病院です。前者では「永遠の愛を誓う場所に無常を思わせる者など入ってくるな」と思われるでしょうし、後者では「あなたの出番はもう少し後

だ」と言われそうですよね。だから、ある部分社会でだけ死がタブー視されているというのは、よく分かることですね。そのように病院では嫌がられますけれども、うちの光西寺には近所の老人ホームの墓があるのでホームにはよく出入りするのですが、坊さんの格好で歩いても全然嫌がられることはありません。病院とホームは隣接性があると思うのですが、不思議なものですよね。

　或いは又、死は現代では、タブー視されていると言うよりも、断片化されていると言う方がよいと主張する人もいます。現代では死というのは殆んど医学的・生物学的な面でしか見ないという問題があるということです。でも、死ということには、法的な側面もあれば、宗教的な側面もありますよね。例えば何らかの事情があって直葬（通夜も葬儀もせずに火葬だけして）で済ませた人で、時々、いつまで経っても物事（死を確認する作業）が終わらなくて、それでけじめがつかなくて困ってしまう人もいるということを聞いたことがあります。これなどは、死というものを医学的な側面だけで考えて、後は不合理だと考えることから起こることです。しかし死には宗教的な側面もあって、その意味での確認の手続き（儀礼）が必要なのだということを軽く見ているということなのでしょうね。とにかくそのように死には、医学的・生物学的な面だけでなく、法的な面も宗教的な面もある総合的且つ厳粛な事態として確認する必要があると思うのです。それをバラバラにしてしまっているのが断片化ということだと思います。

　もう一つだけ挙げておきますと、現代では死が、タブー視されてい

るというよりは、個人化されていることが問題だということを言う人もいます。例えば、かつて村社会ではその構成員の死というのはパブリックな事柄でした。古い映画のワンシーンなどで、その村の誰かが死ぬと皆で葬列を組んで村外れまで送っていくというような場面はありそうなことですが、村社会で誰かが死ぬということは、村の共通の財産がなくなることだったのです。一人の古老が亡くなることは図書館が一つ無くなることに等しい、という言い方も聞いたことがありますね。古老とは智恵の宝庫だった訳です。が、先ほど言ったように、現代の超高齢社会では高齢者はもはや希少価値ではなくなってしまいました。それで、今では葬儀はほとんど「家族葬」になっていますが、これはかつて「密葬」と言っていたものですね。が、実は「家族葬」も「密葬」も英訳するとどちらも同じで、"private funeral"と英訳出来ます。つまり、現代では死はプライベートな領域に閉じ込められてきたのです。ですから、タブー視しているというよりは、個人化しているという方が正確ではないかという訳です。

(2)　死をとりまく状況の変化──伝統社会→近代社会→ネオ近代社会

　そこで、以上のことを確認する意味で、イギリスのトニー・ウォルターの議論をさらに紹介しておきたいと思います。この人は「死の社会学」（sociology of death）では世界的な第一人者とも言える人ですが、彼は「伝統社会」から「近代社会」へ、そしてさらに「ネオ近代社会」への過程において死の扱い方がどのように変わってきたか

を下のような表にして示しています[17]。「ネオ近代社会」というのは、近代化がさらに進んだ社会のことですが、今は「現代」と言っておきましょう。

	伝統（Traditional）	近代（Modern）	ネオ近代（Neo-modern）
身体的状況 (Bodily context)	頻繁に起こる死 (Death quick and frequent)	隠された死 (Death hidden)	長引く死 (Death prolonged)
社会的状況 (Social context)	共同体 (Community)	「公」対「私」 (Public vs private)	「私」の「公」化 (Private becomes public)
権威（Authority）	宗教（Religion）	医療（Medicine）	自己（Self）

　先ず「身体的状況」についてですが、伝統社会では死は人の面前で頻繁に起こっていました。例えば、親鸞や蓮如のものを読んでいても「疫癘」（疫病）とか「飢饉」とかということは、よく出てきますし、『方丈記』でもそうですね。伝統社会においては、死は否が応でも見ざるを得ないものだった訳です。それが近代社会になると、死というのは病院に隠されるようになりました。非日常に持って行かれたのです。そして、隠されて語られなくなった訳です。しかし、現代（ネオ近代）では老・病・死の過程が非常に引き延ばされて、もう死も隠しようがなくなってきたということがあるのではないでしょうか。

　次に「社会的状況」ですが、伝統社会では先ほど村社会に関して述べたように、人の死は共同体で扱っていました。ところが近代社会では、死は「私事」として病院に隠されているから、「公」の席ではそれについては語るなということになりました。死はプライベートな領域にだけ閉じ込められるようになった訳です。しかし現代（ネオ近

46

代）では、むしろその「私事」だった筈のものが「公化」してきています。例えば、皆さんもご記憶にあると思いますけれど、近年、女優の川島なお美や市川海老蔵の妻でアナウンサーだった小林麻央が若くして癌で亡くなりましたが、彼女たちは死の直前まで自分の姿をブログにアップしていました。このように、やせ細っていく自分の姿を見せながら、最期まで私はこんなに頑張って癌と闘っていますという姿を公開するようになったのです。私がもはや現代では死はタブー視されておらず、ある意味では過剰に語られているというのは、このような現象を見てそう思っているのです。

　それから死を決する「権威」がどこにあるのかと言うと、かつて伝統社会では宗教が決していました。死に関しては宗教に一番権威があった訳です。が、近代社会では最高の権威は医療に移りました。お医者様が絶対になったのです。ところが、現代（ネオ近代）ではもはやお医者様も絶対ではありません。最終的に自己が一番の権威になったのです。自己決定がすべてなのです。例えば、最近エンディングノートが流行しましたね。そういうところで常に合言葉のように言われることは、「〈私らしい最期〉をどう迎えるか」ということです。ただ、私などは本当に個性的な葬儀をしたければ、思い切り伝統的な葬儀をやったらかえって個性的なものになるのではないかと思います。最近では皆、伝統を無視して「私らしい」ということばかり言うのですが、それでいて皆同じようなものになってしまっていると思いますね。でも、伝統的にやると言っても、もはや面倒臭くて誰も出来ないという気もしますけれどもね。が、とにかく、今の権威という

のは自分であり、自己決定が最も重要だということになっていると思うのです。

　以上のように、このウォルターの表は非常に参考になると思います。

(3)　現代の死苦

　それで、以上のような状況における「現代の死苦」について、私は次のように表現しておきたいと思います。すなわち、「お任せ出来る人も頼りになる世界も失って、そもそも自分では決定出来ないことまで自己決定すべきだという強迫観念に苛まれる苦」と。「お任せ出来る人」というのは家族等の親密な人間関係のことで、「頼りになる世界」とは安心出来る故郷や所属団体、或いは極楽浄土のような来世のことです。現代人は、そうしたものを失ってしまった中で、本当は自分では決められないことまで「自己決定すべき」という強迫観念に苛まれていると言えるのではないでしょうか。私にはそのように思えます。

　しばらく前のことですが、テレビで生命保険の宣伝を見ていると、最後に「お葬式の費用も付いてるよ！」などと言うのがありました。要するに、後の人に迷惑をかけないように、葬式の費用は自分で貯めておかなきゃならないということでしょう。でも、葬式というのは、後の人が先人を追悼するためにするものではないでしょうか。その意味では、後の人の学びのためにすることだと思うのですけどね。とにかく、あのようなコマーシャルを見ていると、何か世知辛い感じが

するのです。死んだ後のことは、後の人に任せればよいのではないでしょうか。確かに、うちの光西寺の墓を見に来る人の中にも、子どもに迷惑をかけたくないという人は多いですが、それは善くとれば子ども思いだとも言えるでしょうが、悪くとれば任せられないのではないか、或いは信用してないのではないかとも思えるのです。つまり、家族も解体し、地域コミュニティもズタズタになってしまった中で、頼りにあなたはどんな死に方がよいのか決めてもらわなくては困る、などと言われている気がするのです。でも、もうお任せするから適当にやって下さい、と言いたくなりませんか。このように自己決定が迫られること自体が「現代の死苦」ではないかと私は思うのです。

(4)　現代の死と仏教──終活と浄土真宗

　ところで、こうした死の自己決定ということに関連して、近年「終活」ということが流行しましたね。以前は「しゅうかつ」と言えば、それは「就活」、つまり「就職活動」のことに決まっていました。しかし、2009 年に『週刊朝日』の「現代終活事情」という連載記事で、介護・看取りから遺言・遺品整理や葬儀・墓に至るまで、死にまつわることをすべてひっくるめて扱うためにこの言葉が初めて使用されて以来、「終活」は 2010 年に新語・流行語大賞にノミネートされ、2012 年には新語・流行語大賞のトップテンに入るまでになりました。

　私は前に研究仲間と一緒に、2009 年から 2014 年の途中までの「終活」に関する図書と雑誌記事をすべて調べたことがありますし、又そ

の際、クラブツーリズムの「散骨疑似体験ツアー」とか「樹木葬見学ツアー」に行ったり、「終活フェア」や「エンディング産業展」等も回ったりしてみました。その頃はテレビでも盛んに取り上げられていましたね。そうした場所では、「散骨もいいわね」とか「やっぱり樹木葬よ」とか、或いは、「棺桶に入れてもらう時には、こういう着物がいい」とか「何なら入棺体験もしてみようか」とかということが言われていました。又、終活フェアでは「自分史作成コーナー」とか「あなたの生涯の映画を作れます」とかといったことまでありましたね。しかし、私はそういうことを観察しながら、これは本当に「死」というものに向き合っていると言えるのだろうか、単なる「死の商品化」ではないだろうか、というような思いを強く持つようになりました。それで「終活」にはいささかウンザリしてしまいました。最近は関連するテレビ番組も減って、少し落ち着いてきた感じもしますが、皆さんはどう思われるでしょうか。

　そこで、こうした「終活」に対して浄土真宗はどういう立場を取るべきだろうかと考えた時に思い出したのが、「不来迎」という浄土真宗の立場です。親鸞聖人は有名な御消息の中で、「臨終まつことなし、来迎たのむことなし。信心の定まるとき往生また定まるなり。来迎の儀則をまたず」（『真宗聖典―末燈鈔』600頁、『浄土真宗聖典――註釈版　第二版――』本願寺出版社、2004，735頁）と言っておられます。「来迎の儀則」というのは臨終における聖衆来迎の儀式のことですが、これは要するに当時の流行として浄土に往生するためには臨終に来迎（お迎え）を求めることが必要だと多くの人が思っていたと

ころで、「信心の定まるとき往生また定まる」ので、臨終に特別なことをする必要はないと言い切られたということです。後にこの浄土真宗の立場は、「平生業成」(生きている平生に往生の業事が成弁＝完成する)という言葉で定式化されました。私はこれを現代に応用するならば、いわば「終活無用」という事になるのではないかと思う訳です。

　終活というと、「葬儀で飾る花はこの色がよい」とか、「この音楽を流してほしい」とかといったいわばハウツー的なことばかりに時間をかけている気がしますが、私はそれではあまりに時間が勿体無いと思います。私は儀礼のハウツー的なことは一般的なことで済ませておけばよくて、それよりももっと、宗教者や哲学者の言葉などを参考にしながら、故人の生涯について語り合ったり、各人が自分の言葉で追悼行為をしたりして、誰でも「死すべき者」として「死」という問題の本質について考える場にした方がよいと思うのです。それに対して、「終活」というのは、あまりにも商業ベースに偏り過ぎている感じがするというのが私の考えです。浄土真宗ならば、いっそ教団を挙げて「終活無用」という立場を打ち出したらどうでしょうか。

５．現代の生

(1)　生殖補助技術から生命の操作へ
　さて、最後に「現代の生」の問題に行きます。ここまで「現代の老・病・死」はとにかく引き延ばされている、そのプロセスが引き延ばさ

れているところに現代の苦の在り様があるということを申し上げて
きた訳です。そこで、そうした現代の老苦・病苦・死苦はいかなる生
の問題によって生み出されてくるのか、現代において「老・病・死」
と「生」はどういう関係になっているのか、それを考えるために「現
代の生」の問題を取り上げたいと思う次第です。

　先ず「現代の生」に特徴的なことは、やはり、かつては自然に授か
ると考えられていたものが、人為的に操作されるようになったとい
うことではないでしょうか。その点がかつてとは全く異なる点だと
私は思います。それで、人工授精とか体外受精とか代理母とかといっ
た生殖補助技術（ART＝assisted reproductive technology）が問題
になってくるわけですね。その概要については、非常に分かりやすい
表だと思いましたので、後ろに玉井真理子・大谷いづみ編『はじめて
出会う生命倫理』（有斐閣，2011）という教科書の中の小門穂「身体
から切り離された精子・卵子・受精卵——生殖補助技術が問いかける
親子の絆——」（同書 41 頁）に掲載された表を出しておきました（「表
2-1　生殖補助技術の種類」参照）。この表について今は詳しく立ち入
った説明はしませんが、とにかくこのように嘗て出来なかったこと
が、医療技術の発達によって人為的に出来る領域が増えたというこ
とですね [19]。

表 2-1　生殖補助技術の種類

I　身体を妊娠しやすい状態へ促す不妊治療

○　排卵誘発剤などの薬物療法
○　卵管疎通障害に対する卵管通気法，卵管形成術
○　精管機能障害に対する精管形成術

II　生殖補助技術

1　人工授精

　　精液を注入器を用いて直接子宮腔に注入し，妊娠を図る方法。乏精子症，無精子症，精子無力症などの夫側の精液の異常，性交障害等の場合に用いられる。

　　精子提供者の種類によって，以下のように分類される。

（1）配偶者間人工授精（AIH）
（2）非配偶者間人工授精（AID）

2　体外受精・胚移植（IVF-ET）

　　人為的に卵巣から取り出した卵子を培養器の中で精子と受精させ，受精後の受精卵や胚を子宮腔や卵管に戻し，妊娠を期待する方法。高度の卵管通過障害による不妊症などに対する治療として用いられる。

　　精子・卵子・胚の提供者の種類によって，以下のように分類される。

（1）配偶者間体外受精
（2）非配偶者間体外受精
　　①提供精子による体外受精　　②提供卵子による体外受精
（3）提供胚の移植

3　代理出産（代理懐胎）

（1）人工授精型代理出産

　　夫婦のうち，妻が卵巣と子宮を摘出したこと等により，妻の卵子が使用できずかつ，妻が妊娠できない場合に，夫の精子を妻以外の子宮に医学的な方法で注入して，妊娠・出産してもらい，その子どもを依頼者夫婦の子どもとすること。

（2）体外受精型代理出産

　　夫婦のうち，夫の精子と妻の卵子が使用できるが，子宮を摘出したこと等により，妻が妊娠できない場合に，夫の精子と妻の卵子を体外受精してできた受精卵を妻以外の女性の子宮に入れて，妊娠・出産してもらい，その子どもを依頼者夫婦の子どもとすること。

（注）　網かけは現在日本で実施されている不妊治療。枠で囲んでいるものは厚生科学審議会生殖補助医療部会の検討対象とされた不妊治療。

（出所）　厚生労働省資料から作成。

図表2 胎児疾患を調べる検査

（施設により違いがあります。実際に受ける場合は必ず実施施設に確認してください）

	検査	方法	国内の対象になる人	わかる疾患	安全性	結果が出るまでの日数	国内の実施状況	特徴
確定的検査	羊水検査	腹部に穿刺して羊水を採取	実施要件に該当する希望者(※1)	染色体疾患全般	流産率0.3%	約2週間(数日で結果を出す方式もあり)	全国で普及	半世紀の歴史を持つ。
	絨毛検査	腹部に穿刺して絨毛を採取	実施要件に該当する希望者(※1)	染色体疾患全般	流産率1%(※3)	約2週間(数日で結果を出す方式もあり)	実施施設は少数	妊娠初期に結果が出る。
	妊娠中期の母体血清マーカー検査(クアトロテスト)	採血	希望者	21トリソミー、18トリソミー、開放性神経管奇形	安全	10日位	全国で普及	陽性的中率が低い。
非確定的検査	通常の超音波検査	超音波検査	全妊婦	基本的には健康状態全般	安全	即時	妊婦健診で必ず実施	一般的な健康状態のチェックが目的だが、疾患があるかもしれない人を見つけ、必要に応じて大学病院などに紹介する役割もある。
	妊娠初期超音波検査	精密な超音波検査	希望者	3つの染色体疾患、形態異常、健康状態全般	安全	即時	実施施設は少数	染色体疾患の検査を含む、先端的な超音波検査。
	コンバインド・テスト(NT等の計測と妊娠初期の母体血清マーカーの組み合わせ)	採血と超音波検査によるNT、もしくは鼻骨等も加えた複数のマーカーの計測	希望者	3つの染色体疾患	安全	即時～2週間	実施施設は少数	海外で広く普及。マーカーの数が多いほど精度は高い。
	妊娠中期超音波検査	精密な超音波検査	希望者	形態異常、健康状態全般	安全	即時	比較的普及	日本では産科管理に役立てるための検査。後期の検査もあり。
	新型出生前診断(NIPT)	採血	実施要件に該当する希望者(※2)	3つの染色体疾患	安全	2～3週間	日本医学会認定施設での実施	高い陰性的中率。臨床研究としてのみ行われている。

※1
【日本産科婦人科学会「出生前に行われる遺伝学的検査および診断に関する見解」で定める実施要件】
1. 夫婦のいずれかが、染色体異常の保因者である場合
2. 染色体異常児を妊娠した既往を有する場合
3. 高齢妊娠の場合
4. 妊娠中に重篤なX連鎖遺伝病児もしくは胎児が罹患する可能性のある場合
5. 夫婦が新生児期もしくは小児期に発症する重篤な常染色体劣性遺伝病児を妊娠する可能性のあるヘテロ接合体の場合
6. 夫婦の一方もしくは両者が、新生児期もしくは小児期に発症する重篤な常染色体優性遺伝病のヘテロ接合体の場合
7. その他、胎児が重篤な疾患に罹患する可能性のある場合

※2 日本産科婦人科学会「母体血を用いた新しい出生前遺伝学的検査に関する指針」で定める実施要件
※3 羊水検査と比較して高いという意見もあるが、国内の状況は不明。

54

そして、そういうことと相まって最近問題になってきていることに、出生前診断ということがあります。これについても、出生前診断にはどのようなものがあるのかを分かりやすくまとめてくれていましたので、河合蘭『出生前診断──出産ジャーナリストがみつめた現状と未来──』（朝日新聞出版，2015，22-23頁）の表を前に載せておきましたが（「図表2　胎児疾患を調べる検査」参照）、近年日本で特に問題になってきているのが、この表の一番下にある「新型出生前診断」ですね[20]。これは血液だけで診断出来るというものですが、とにかくそのような診断をして、例えばダウン症のような障害児だということが分かると、多く（9割）の人は中絶をすると言われています。又、場合によっては、体外受精で得られた胚から細胞を採取して遺伝子診断を行う着床前診断もなされるようになってきましたが（後掲の「図3　着床前診断の手順」参照[21]）、このように生殖補助技術が遺伝子操作技術と結合すると、生まれてくる子の「質」を選別することにつながります[22]。つまり、生殖補助技術はもともと不妊治療のためのもので、当初は不幸にして子どもが出来ないカップルがせめて子どもを持ちたいという切実な願いを満たすためだったものが、段々どんな子でもよいということには終わらなくて、やはり「優秀な子が欲しい」ということになってくる訳です。アメリカではノーベル賞受賞者等の精子を貯めておく「精子バンク」があると言いますね。そういう中で、「優秀な子」をデザインしようとする選別が始まってくる訳です。まさに「デザイナー・ベイビー」です。

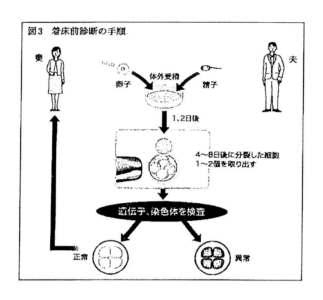

図3 着床前診断の手順

妻　夫

卵子　体外受精　精子

1、2日後

4〜8日後に分裂した細胞
1〜2個を取り出す

遺伝子、染色体を検査

正常　異常

(2)　優生思想の問題

　ここにあるのは端的に言って優生思想の問題だと思いますね。

　これに関しては、前にこちらでお話した『歎異抄』との関連で言っておきたいことがあるのですが、「善悪」が差別の基準としてもあったということから、『歎異抄』の「悪人正機」や「悪人正因」には反差別の意味があると言われてきました。しかし、私は前々から現代における価値の問題として言うと、「善悪」よりもはるかに猛威を振るっているのは「優劣」という価値基準ではないかと思っています。近代以降の価値基準として言うと、「優劣」こそが差別や格差を生む基準になっているのではないでしょうか。現代では、「優秀」でありさえすれば「悪」でも構わないのです。「善悪」という価値基準はもは

や歯止めにはならないのです。確かにそういう中では「優秀」であることがいずれは「善」にもなるということはあるかもしれませんが、しかしその場合でも根本にあるのは「優劣」の価値基準なのです。実は、その意味から言っても、「悪人正機」「悪人正因」は現代の反差別のスローガンとしては的外れではないかと私は思っています。

　が、それはそれとして、「優生学」(eugenics)というのは、進化論で有名なチャールズ・ダーウィンの従弟でフランシス・ゴルトンというイギリス人（人類学者・統計学者・遺伝学者）の造語で、「生物の遺伝構造を改良する事で人類の進歩を促そうとする科学的社会改良運動」と定義されていまして、20世紀初頭に大きな支持を集めたものですが、その最たるものがナチスの行なった人種政策だったと言われています[23]。日本でも最近、かつての優生保護法の下で強制的に不妊手術をなされた人が賠償請求を求める裁判が起こってきましたね[24]。

　ただ、ナチスがやったことやかつての日本でなされたことは「劣生」を排除し「優生」だけを残そうとして国家が行ったことですが、最近の優生思想というものは「リベラル優生学」(liberal eugenics)と言って、人々が自由に選んでいることだから問題ないではないかという議論をする人もあります。「国家に押し付けられてしていることではないから、いいじゃないか」とね。これをどう考えたらよいのかが大きな問題になっている訳です。それで、この「リベラル優生学」のどこが問題なのかと言うと、これは「リベラル」と言いながら、生まれてくる「子どもを親の願うままの存在として親の意識に縛り付

け、奴隷化すること」（注22の小島・黒崎，178頁）で、結局リベラリズム、つまり自由主義の「自律」や「平等」の原則を侵害してしまうから、リベラリズムからの逸脱だという見方がある一方[25]、それは本来与えられたものである生命（被贈与性）に対する人間の意志（人為）の一方的な勝利を示すものだから、「優生」を自由に選ぶことになるのはリベラリズムの帰結であり、自由主義では優生思想のもつ差別的な価値観を克服することは出来ないと主張する人もあります[26]。皆さんはこれをどう考えますか。国家の押し付けではなく、人々が自由に優秀な方がよいと願うのは問題ないと考えますか、それとも問題だと思いますか。又、問題だとすれば、それはなぜですか。これは現代の大きな問題ではないかと思うのです。

（3）　現代の生苦

　そして、これまで述べたことから、私は「現代の生苦」は次のように表現したいと思っています。つまり、それは「優生思想に基づいて生が操作されることによって未来が奪われる苦しみ」であり、「生まれてこなかった方がよかったなどと思わされてしまうような苦しみ」だということです。或いは、それは又「苦しむことさえ奪われてしまう苦しみ」だと言えるかもしれません。人が生きていることは苦悩することだとも言えるからです[27]。

　この「苦しむことさえ奪われてしまう苦しみ」ということについては、現代では人は苦しむことを避けるようになってしまっており、「苦悩を避ける権利」を主張し始めているということを批判的に検

討しているアメリカの法学者の議論を参考にしたものです[28]。そこでは、現にそのような権利が、生の始まりと終わりのところで主張されていると言われています。

　先ず生の始まりのところでは、二つの形で「生まれない権利」（right not to be born）を訴える訴訟が起こっていますが[29]、その一つは「不当出生」（wrongful birth）訴訟というもので、これは子どもが先天性の障害をもって出生した場合に、それを教えてくれなかったということで親が医師を訴える損害賠償訴訟です。これは、出生前診断をして障害があると分かっていたら産まなかったということですから、私はこれを「産ませやがって訴訟」と呼ぶことにしています。こうした訴えは結構通っているようですし、日本でも起こっているようですね。「誤った出生」などというのは、本当に悲しい訴えですけれどね。そして、もう一つは「不当生命」（wrongful life）訴訟というもので、もっと厳しいものです。これは、先天性障害を持って出生した子ども本人が、医師の過失がなければ障害を抱えた自分の出生は避けられた筈だと主張して提起する損害賠償訴訟ですが、場合によっては医師だけでなく親も訴えの対象になりうるとも言われています。だから、私はこれを「産みやがって訴訟」と呼ぶことにしています。このような不幸な人生を産み出しやがってという訴えですが、これは賠償すると言ってもどう償ったらよいのか分かりませんので、訴え自体少ないですし、やはり退けられているようです。本当に悲しい訴訟だと思いますが、こんな訴えが起こってくること自体、優生思想が蔓延っているからだと思わざるを得ませんね。

次に生の終わりのところでも、似たような訴えが起こっています[30]。それは「不当延命」（wrongful living）訴訟という「死ぬ権利」（right to die）を主張するものですが、終末期には延命治療をしないでほしいというリビングウィル（living will）や事前指示書（advance directives）があったのに、それが無視されて延命させられてしまったことに対する損害賠償訴訟です。ですから私はこれを「生かしやがって訴訟」と呼んでいますが、このような訴えは実際には賠償しようのないものなので、訴えは通っていないようです。ただ私はこれを訴訟技術の問題として考えているのではありません。こういう訴えが起こっていることが、現代の問題を表しているのではないかという意味で、これを取り上げているのです。つまり、このような訴えを起こさねばならないほど、生きることが不幸になってしまっているということではないでしょうか。

　このように、人生の出発点と終着点において、似たようなことが起こっている訳ですが、ここには優生思想という共通項があると思うのです。「不当出生」訴訟や「不当生命」訴訟が優生思想に基づくものであることは明らかですが、そのように生の始まりにおいて「優生」を求めて「劣生」を排除しようとすることが、生の終わりの方では、一生懸命アンチエイジングに取り組んで老いを隠し、又ひたすら健康であることを演出して病を隠して、そして長く引き延ばされた老・病から死へのプロセスの最期は「ピンピンコロリ」と逝きたいという希望や、或いは「安楽死・尊厳死」願望として表れてくるということではないかと思うのです。このような形で優生思想が人生全体

に関係しているのではないでしょうか。「無益な延命治療」などという言い方をよくするのですが、本当に無益かどうかは分からないですよね。そういうことを言うのは、たいてい本人ではないですね。どうして人が他人のことを「無益」だと言えるのでしょうか。そんなこと言えない筈なのですが、もう生きている価値がないなどと感じてしまうところには、やはりある種の「優生」を求める価値観があるのではないかと思うのです。とは言え、私はどんな場合にも尊厳死や安楽死には反対すべきだなどと言う気はありません。ただ、現代においてそうした願望が出てくる根本には、優生思想の問題があるのではないかということを、私は仮説的に考えているという訳です。

おわりに

　おわりに今日申し上げたことを、「生―老病死」の順で取りまとめておきますと次のようなことになります。今日、出生前診断や遺伝子操作等に表れているような優生思想に基づき、生が操作されることによって、未来が奪われる苦、生まれてこなかった方がよかったと思わされる苦、苦しむことさえ奪われる苦等と表現出来る「現代の生苦」が生じていますが、その帰結として、死にたくても死ぬに死ねない状態が長く続く苦として表される「現代の老苦」や、病と付き合わねばならない時間が長くなる苦、又かえって医療によって病が生みだされる苦としてある「現代の病苦」が生じ、そしてその果てに、お

任せ出来る人も頼りになる世界も失って、そもそも自分では決定出来ないことまで自己決定すべきだという強迫観念に苛まれる苦とも言える「現代の死苦」が生じていると言えるのではないか、それでそうした「現代の生苦」から「現代の老苦・病苦・死苦」へと通底しているものこそ優生思想ではないか、ということです。

　尚、全人的苦痛（total pain）という考え方を参考までに付け加えておきたいと思います。下の図（https://www.med.or.jp/doctorase/vol11/11page_05.html）をご覧ください。これはホスピスを始めたイギリスのシシリー・ソンダースの理念を図にしたもので、人間の苦痛には身体的苦痛（physical pain）だけでなく、精神的苦痛（mental pain）や社会的苦痛（social pain）もあり、さらにスピリチュアルペイン（spiritual pain）もあって、これら全人的な苦痛を和らげるのがホスピスだということを示すものです。宗教に携わる者にとっては、このスピリチュアルな次元が特に重要ですが、これは生きる意味に関わるもので、「霊的」とも「精神的」とも訳せますけれども、「宗教的」と言ってしまってもよいのではないでしょうか。いずれにせよ、こうした「全人的苦痛」というものも、今日最初に申し上げた「四苦八苦」等のリストには挙がっていない基本的な人間の苦しみを表現したものだと受け取れるのではないでしようか。

図２：全人的苦痛（Total Pain）

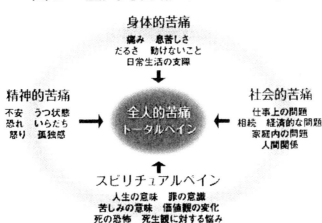

それから、この「全人的苦痛」とも関連するようなこととして、WHO における「健康」の定義の問題もありますね。WHO 憲章には、「健康とは、完全な肉体的、精神的及び社会的福祉の状態であり、単に疾病又は病弱の存在しないことではない」（Health is a state of complete physical, mental and social well-being and not merely the absence of disease or infirmity＝上記訳文は 1951 年官報掲載の日本語訳）とありますが、これに対して 1999 年の WHO 総会において、「健康とは、完全な肉体的、精神的、スピリチュアル（霊的）及び社会的福祉の動的な状態であり、単に疾病又は病弱の存在しないことではない」（Health is a dynamic state of complete physical, mental, spiritual and social well-being and not merely the absence of disease or infirmity＝下線部が追加提案の文言）とい

う改正案が出されるということがありました。この改正案は結局通らなかったようですが、しかし健康の概念にも「スピリチュアル」な次元を加えるべきということが言われたということは、宗教に関わる者としては知っておく価値のあることではないかと思うので、これも参考までに付け加えておきたいと思います。

　大体時間ですので、これで私の話を終えさせていただきます。ご清聴有難うございました。

質疑応答

Q. 前に「批判的に読み解く『歎異抄』」の二回目の話の時にもお尋ねしたことですが、優生思想の背景にはユダヤ教など宗教の問題がありませんか？

A. それは特定のある宗教のせいには出来ないのではないでしょうか。仏教の中にも、例えば天親の『浄土論』に「女人及根欠、二乗種不生」（女人および根欠、二乗の種生ぜず＝女性及び障害者、そして声聞・縁覚という小乗の行者は浄土に往生出来ない。『真宗聖典』136頁、『浄土真宗聖典　七祖篇──註釈版──』本願寺出版社，1996，31頁）とあるように、問題のある箇所はありますからね。優生思想を正当化する言説はどの宗教からも引き

出せると思います。例えば日本では脳死・臓器移植が盛んに議論
された時に、賛否両論ともが仏典で正当化していたということ
がありました。そのように、宗教の聖典というものはある問題に
ついて大概賛否両論を備えているものです。それは宗教の豊か
さだとも思いますけれどね。

　私は今ここで、ある宗教のどこが優生思想につながるといっ
たことを具体的に示すことは出来ませんが、先ずは以上のよう
に考えるべきだと思います。それで、優生思想としてさしあたり
問題になっているのは近代的な意味での優生思想（優生学）だと
いうことを押さえる必要があります。勿論、それがいろいろな宗
教思想から正当化された歴史はある訳ですが、それについては
又、いろいろな研究が出ていると思いますので、そうしたものを
一つ一つ丹念に見ていく必要があるのではないでしょうか。

Q．キリスト教はユダヤ教の課題を克服しようとしたのではないか
　　と思いますがどうですか？

A．よく分かりませんが、要するにユダヤ民族という特定性を超えて
　　普遍的な真理とか、普遍的な愛とかを示したのでキリスト教は
　　「民族宗教」ではなくて「普遍宗教」だとなる訳でしょう。それ
　　について私は異論ありませんし、一般的に言われてきているこ
　　とだとも思います。

Q. 死因の一つとして増えている. 老衰死（自然死）の背景には健康寿命が延びていることも結びつきますか？

A. 当然結びつくと思います。でも、これは相対的なものだとしか言いようがないじゃないでしょうか。例えば、親鸞の時代に老衰は何歳だったでしょうか。当時、平均寿命は 50 歳にはなっていないですよね。その意味では、時代と社会によって基準が違うのは当然だと思います。現代において寿命が長くなってきたのには、医療の発達もあれば、嘗てとは食べているものの栄養も違うということがあると思いますので、そうしたことの全体が総合して寿命が延びていると思うのです。それで、もうそろそろ 80 代になっても「老衰」とは言えなくなってくるのではないでしょうか。[31]

司会者（井上重信）のまとめ

　今日の先生のお話で仏教教理の一つ、「迷いの生存におけるすべては一切皆苦」の深い意味が良く理解できたように思います。そして現代的問題として「操作される生」という視点から「現代の生老病死」について広く深いお話をしていただき本当に有り難うございました。

　今日、たしかに昔と比べたら「老・病・死」の時間的過程がずっと

長くなってしまって、老後の人生をどう過ごせばいいのかが大きな問題になっています。私は40年以上の会社勤めを終えた後、さてこれからの毎日をどう生き、何の為に生きたら良いか懊悩煩悶し、挙句、ご縁あって正雲寺のご住職にお願いして真宗大谷派衆徒として得度を受けました。

　老後の人生の送り方はそれぞれの考えで対応するべきことなのでしょうが、「苦」の本質を自覚せずただ長く生きればよいということではないと思います。結局、四苦八苦に苛まれて不安な毎日を過ごすことがないように、阿弥陀様に帰依し、信心をいただいて生きなさいということでしょうか、「自然法爾」という親鸞聖人のお言葉が強く思い起こされます。

　順誠先生には今回のテーマの二回目をお願いしております。日時は未定ですが追ってお知らせしますので是非ご聴聞下さいます様お願い申し上げます。

1　釈尊の説法の中で「四苦八苦」は次のように語られている．「さて、ところで、比丘たちよ、苦の聖諦とはこれである。いわく、生は苦である。老は苦である。病は苦である。死は苦である。歎き・悲しみ・苦しみ・憂い・悩みは苦である。怨憎するものに遭うは苦である。愛するものと別離するは苦である。求めて得ざるは苦である。総じていえば、この人

間の存在を構成するものはすべて苦である。」（増谷文雄編訳『阿含経典
2』ちくま学芸文庫，2012，284頁）

2　「生老病死」の「生」に，「生れること」に加えて「生きること」という
意味を読み込み，「生苦」を「生活苦」「生存苦」と解することもできな
いわけではないかもしれない．但し，仏教における「生」はサンスクリ
ット語の"jāti"，"janman"等に対応する語で，第一義的には「生れ
ること」「生ずること」を意味し，十二因縁で言えばその第十一支とし
て第十二支の「老死」を導くものだという説明が一般になされている
（『岩波仏教辞典 第二版』2002）．十二因縁とは，「①無明（無知）→②
行（潜在的形成力）→③識（識別作用）→④名色（名称と形態）→⑤六
処（六入・六つの領域、眼耳鼻舌身意の六感官）→⑥触（接触）→⑦受
（感受作用）→⑧愛（渇愛、妄執）→⑨取（執着）→⑩有（生存）→⑪
生（生まれること）→⑫老死（老い死にゆくこと）」という十二の支分の
因果関係によって示される仏教の基本的な考え方である．確かに，「生」
には「転じて、生存することをもいう」（前記『岩波仏教辞典』）とか，
「輪廻の生存。生きること」（『広説佛教語大辞典　中巻』東京書籍, 2001）
の意味もあるとかと言われているが，私は「生老病死」の「生」の意味
はそこまで拡大しない方がよいと思っている．というのは，「生老病死
の苦」に「生活苦」や「生存苦」を読み込む場合には，十二因縁で言え
ば第十二支（上記の「⑫老死」）の方に読み込む方が各支分間の因果関
係が明確になると思うからである．十二因縁の第十二支には「老死」し
か挙げられていないけれども、ここには当然、四苦（「生老病死」）の「病」
も含まれると解せるし，さらに「生れること」（「⑪生」）によって引き起

こされるあらゆる「生活苦」「生存苦」（例えば貧病争）も含まれると解してよいのではないかと思うのである．

3　「罪悪深重・煩悩熾盛の衆生」（『歎異抄』1条,『真宗聖典』東本願寺出版部 1995 東本願寺出版部 1995 以下同 626 頁；『浄土真宗聖典──註釈版　第二版──』本願寺出版社, 2004, 831 頁),「煩悩具足の凡夫」（『歎異抄』9条, 後序, 同前 837 頁, 853 頁) や「「凡夫」といふは、無明煩悩われらが身にみちみちて、欲もおほく、いかり、はらだち、そねみ、ねたむこころおほくひまなくして、臨終の一念にいたるまで、とどまらず、きえず、たえず」（『一念多念文意』, 同前 693 頁) として示される浄土真宗の人間観が,「五蘊」によって示される仏教の基本的な人間観とどう関係するかは大変興味深い問題であり, すべての真宗者が問うべき課題だと言えるであろう. 私は上記『一念多念文意』の言葉からは, まさしく「無明」（前注 2 の十二因縁の「①無明」) と「煩悩」（同前「⑧愛」) によって「欲」「いかり」等が生み出され, しかもそれが「苦」として認識されていることが窺えるので, この言葉は「五蘊盛苦」の親鸞的な表現だと言えるように思う. 但し,『歎異抄』について言えば,「罪悪深重・煩悩熾盛の衆生」等の人間観が「本願ぼこり」「造悪無碍」を肯定する文脈に置かれることによって, 人間のそうしたあり方を「苦」と認識して厭い棄てようとしているとも読めなくなるという問題があるであろう. そしてその場合には,「五蘊盛苦」の認識とは相容れないものになると思われる.

4　但し, この定義については, 国連の 1956 年の報告書で当時の欧米先進国の水準を基に 7 ％以上を"aged"と呼んでいたことに由来するので

はないかとされているが，それも定かではないとも言われている（ウ

ィキペディア「高齢化社会」

https://ja.wikipedia.org/wiki/%E9%AB%98%E9%BD%A2%E5%8C%96%E7%A4

%BE%E4%BC%9A).

5　ウィキペディア「認知症 800 万人時代」

（https://ja.wikipedia.org/wiki/%E8%AA%8D%E7%9F%A5%E7%97%87800%

E4%B8%87%E4%BA%BA%E6%99%82%E4%BB%A3).

6　横瀬利枝子「徘徊による行方不明を経験した家族の苦闘──若年性認知
症者を介護する配偶者の語りから──」『生命倫理』25(1)，2015.

7　大井玄＋［インタビューアー］阿保順子「大井玄先生インタビュー」『精
神医療』75，2014.

8　加藤真三「患者学のすすめ（その１）急性病から慢性病の時代へ」『医
と食』2（3），2010，145 頁.

9　内閣府が行なった 2012 年の高齢者の意識調査では，自分の病気が治る
見込みがない場合，「延命のみを目的とした医療は行わず、自然に任せ
てほしい」と回答した 65 歳以上の人は 91.1％で，10 年前に比べて 10
ポイント上昇したという（NHK スペシャル取材班『老衰死──大切な身
内の穏やかな最期のために──』講談社，2016，23 頁）.

10　こうした動きを示す厚労省及び関連学会のガイドラインについては、
松田純『安楽死・尊厳死の現在──最終段階の医療と自己決定──』
中公新書，2018，141-143 頁；樋口範雄「生命維持治療の差し控え、
中止」『医の倫理の基礎知識 2018 年版』

（https://www.med.or.jp/doctor/rinri/i_rinri/c02.html）参照.

11 医原病については、イヴァン・イリッチ（金子嗣郎訳）『脱病院化社会
——医療の限界——』晶文社, 1979]）; 近藤誠『医原病——「医療信仰」
が病気をつくりだしている——』講談社, 2000 等参照.

12 医療化の問題については, 安藤太郎「P. Conrad の医療化論の検討」『保
健医療社会学論集』10, 1999; 志水洋人「医療化論の動向——逸脱行動
の医療化から疾患概念の拡大へ——」『年報人間科学』35, 2014; 細見博
志「健康と病気——「逸脱」としての病気と拡大する「医療化」——」
『言語文化論叢』19, 2015; 三澤仁平「医療化論のゆくえ」『応用社会学
研究』57, 2015; ピーター・コンラッド、ジョゼフ・W. シュナイダー
（進藤雄三郎監訳、杉田聡・近藤正英訳）『逸脱と医療化——悪から病
いへ——』ミネルヴァ書房、2003 等参照.

13 これについては, 井原裕『生活習慣病としてのうつ病』弘文堂, 2013 参
照.

14 酒井隆史「パンデミック、あるいは〈資本〉とその宿主」『思想としての
〈新型コロナウイルス禍〉』河出書房新社, 2020, 103 頁.

15 石弘之『感染症の世界史』KADOKAWA, 2018, 56-59 頁.

16 以下では, Tony Walter, Modern Death: Taboo or not Taboo?,
Sociology 25(2), 1991 に挙げられた諸見解を簡単に紹介しながら話を
進めているということを注記しておきたい.

17 この表に関しては、Tony Walter, *The Revival of Death*, Routledge,
1994, pp. 47-65 参照.

18 寿台順誠・横瀬利枝子・大桃美穂「市民主体の ACP は可能か？——「終
活」を通して考える——」（第 26 回日本生命倫理学会年次大会公募ワー

クショップ「なぜアドバンスケアプランニングなのか」発表スライド及び配布資料、2014 年 10 月 26 日）参照．

19 この表の中の親子関係を決定する上で倫理的に問題のあるものにつき補足説明を加えておきたい．提供精子を用いる「非配偶者間人工授精」（AID＝artificial insemination by doner，Ⅱの 1 (2)），「非配偶者間体外受精」の「提供精子による体外受精」（Ⅱの 2 (2)①）では，遺伝上の父親と養育する父親が異なることになる．提供卵子を用いる「非配偶者間体外受精」の「提供卵子による体外受精」（Ⅱの 2 ②）の場合には、産み育てる母親と遺伝上の母親が異なることになる．精子と卵子の提供を受けて受精卵を作成する場合及び受精卵の提供を受ける場合である「提供胚の移植」（Ⅱの 2 (3)）では，遺伝上の両親と養育する両親が異なることになる．また，第三者の女性に妊娠・出産を代行してもらう「代理出産」（代理懐胎）には，子を持つことを望む依頼夫婦の夫の精子を第三者の女性に人工授精する「人工授精型代理出産」（surrogate mother，Ⅱの 3 (1)），依頼夫婦の受精卵を第三者の女性に産んでもらう「体外受精型代理出産」（host mother，Ⅱの 3 (2)）がある．

20 染色体疾患の有無を確実に知ることが出来る「確定診断」として，腹部に穿刺して羊水を採取する「羊水検査」と絨毛を採取する「絨毛検査」があるが，これらには一定の確率で流産につながるリスクがある．それに対して，異常のある可能性を推し量るものでしかない「非確定的検査」の中では，母体の血液だけで染色体疾患が分かるもので，しかも精度（陽性的中率）の高い「新型出生前診断」（NIPT）に注目が集まっている．尚，「母胎血清マーカー検査」や「超音波検査」などの検査も，胎児細胞

72

を直接調べるものではなく，染色体異常がある時に起こる変化（例えば血液中のあるタンパクの増減や体の構造の変化）を評価して検討する「非確定的検査」である．

21　この図は，小林亜津子『生殖医療はヒトを幸せにするのか──生命倫理から考える──』光文社新書，2014，117 頁のものである．着床前診断とは，体外受精の際に受精卵の段階で子どもの病気や性別，白血球の型などを診断する技術で，これによって重篤な遺伝性疾患をもつ子どもの出生を回避したり，性別の希望を叶えたり（男女産み分け），先に生まれた子どもに移植の必要のある疾患（白血病のような）がある場合にドナーとなる子どもを誕生させたり（救世主きょうだい〔弟妹〕），といったことが可能になるのである．

22　この点に関し特に参考になったのは，小島優子・黒崎剛「「生殖革命」は人間の何を変えるのか」黒崎剛・野村俊明編著『生命倫理の教科書──何が問題なのか──』ミネルヴァ書房，2014，177 頁．

23　ウィキペディア「優生学」
（https://ja.wikipedia.org/wiki/%E5%84%AA%E7%94%9F%E5%AD%A6）；
日本社会臨床学会編『「新優生学」時代の生老病死』現代書館，2008；
米本昌平他『優生学と人間社会』講談社，2000 等参照．

24　毎日新聞取材班『強制不妊──旧優生保護法を問う──』毎日新聞出版，2019 参照．

25　こちらについては，ユルゲン・ハーバーマス（三島憲一訳）『人間の将来とバイオエシックス』法政大学出版局、2012〔新装版〕）；Bernard G. Prusak, Rethinking "Liberal Eugenics": Reflections and Questions

on Habermas on Bioethics, *Hastings Center Report*, 35(6), 2005 等
参照.

26 こちらについては，マイケル・サンデル（林芳紀・伊吹友秀訳）『完全な
人間を目指さなくてもよい理由――遺伝子操作とエンハンスメントの
倫理――』ナカニシヤ出版，2010）参照.

27 このような人間観に関しては，ヴィクトール・E・フランクルの『夜と
霧　新版』（池田香代子訳，みすず書房，2002）及び『苦悩する人間』
（山田邦男・松田美佳訳，春秋社，2004）参照。フランクルは前者にお
いて苦悩することの重要性について述べ，後者において人間とは苦悩す
る存在（Homo patiens）であるという人間観を打ち出している．尚，英
語の"patient"（病人・患者／忍耐強い）はラテン語の"patience"に
由来するという．"Homo patience"（苦悩人）とは"Homo sapience"
（知性人）に対抗する人間観だと言えるであろう．

28 Lois Shepherd, Sophie's Choices: Medical and Legal Responses to
Suffering, *Notre Dame Law Review*, 72(1), 1996.

29 これについては前注 28 の他に，加藤秀一「「生まれない方が良かった」
という思想をめぐって――Wrongful life 訴訟と「生命倫理」の臨界―
―」『社会学評論』55(3)，2004；八幡英幸「出生の評価と存在の価値―
―Wrongful life 訴訟との関連を中心に――」『先端倫理研究』2，2007
参照.

30 これについては，Holly Fernandez Lynch, Michele Mathes and Nadia
N. Sawicki, Compliance with Advance Directives: Wrongful Living
and Tort Law Incentives, *The Journal of Legal Medicine*, 29, 2008

参照.

31　これに関しては，後日，「老衰」の定義をハッキリさせる必要があるの
　　ではないかと思ったので少し調べてみたが，藤村憲治『死因「老衰」と
　　は何か──日本は「老衰」大国，「老衰」で死ねないアメリカ──』南方
　　新社, 2018 が特に参考になると思われた．同書は「老い衰えゆくこと」
　　という「文化的・社会的意味での老衰」と「死因としての老衰」とを分
　　けて，前者は否定的価値判断を含むが，後者には「十分に生きた末、自
　　然に死を迎える」という肯定的な価値が含まれるとしている（17 頁）.
　　また，同書は「死因としての老衰」を「統計的」「医学的」「臨床的」に
　　細分化して，その意味するところを詳説し，さらに「老衰」という言葉
　　が,「死因」として分類される「医療化」以前と以後とではどのように変
　　化してきたかも検討している．この意味で言えば，親鸞の時代に「死因
　　としての老衰」という概念などはなかった筈なので，この言葉について
　　現代と親鸞の時代を直接比較することなどは出来ないであろう．その点
　　で，この質疑に対する応答は少し的外れだったと反省するとともに，今
　　後は従来あまり定義もせずに使用されてきた「老衰」という言葉と概念
　　について，もっと深く探究すべきだという思いを新たにさせられた．そ
　　の意味において，この質問を出して下さった参加者に感謝申し上げたい.

第2部　学問の場における生命倫理

（学術論文集）

──死別と安楽死・尊厳死──

第1章　死別の倫理
——グリーフワークと喪の儀礼——

——要　旨——

　本論文は、死別による悲嘆を克服する個人の心理的作業である「グリーフワーク」と、悲嘆の公的（宗教的・民俗的）表明である「喪の儀礼」について検討するものである。伝統的（近代主義的）モデルでは、グリーフワークの目的は遺族が故人との関係を断ち切って、自律することだとされてきた。しかし、近年では、むしろ遺族と故人との間の象徴的な絆の継続を重視する新しいモデルが優勢になり、そこでは日本の祖先崇拝が「継続する絆」を示すものとして評価されてきた。ところが、当の日本では少子高齢化や個人主義化によって伝統的な儀礼が衰退しつつあり、葬送の領域でも盛んに「自由」（自己決定）が主張されるようになっている。しかし、それだけでは無秩序な商品化（格差）への歯止めにはならない。従って、今後、「喪の儀礼」は「人間（死者）の尊厳」を根拠にして執行されるべきである。尊厳をもって故人を遇するとは、その生涯を語り継ぐことである（以下、適宜、本文冒頭の【概念図】参照）。

——SUMMARY——

　　This paper examines "grief work" and "mourning rituals." The former is the individual, psychological effort to overcome grief caused by bereavement, and the latter is the public (religious, folk) representation of grief. Under the traditional (modernist) model, the aim of grief work has been to help the bereaved sever their connection with the deceased and attain autonomy. In recent years, however, a new model has become more popular—it stresses that the bereaved continue symbolic bonds with the deceased for their adaptation after bereavement. Under this new model, Japanese ancestor worship has been appreciated as an expression of such "continuing bonds." However, traditional rituals in Japan are declining as the population ages, the number of children diminishes, and individualism prevails. Japanese people begin to request "freedom" (self-determination) even in funeral-related practices. However, unregulated marketization and commodification (disparity caused by liberalization) cannot be curbed by the principle of "freedom" alone. Therefore, hereafter, "mourning rituals" should be founded on "human dignity (the dignity of the deceased)" rather than on "freedom." To treat the deceased with dignity is to talk about their lives and pass their memory on to succeeding generations.

[概念図]

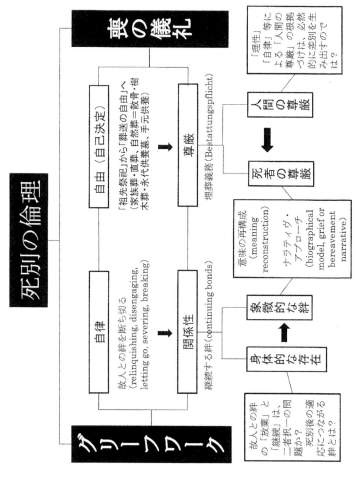

死別の倫理

喪の儀礼

グリーフワーク

自由（自己決定）

「祖先祭祀」から「葬送の自由」へ
（家族葬・直葬、自然葬＝散骨・樹木葬・永代供養墓、手元供養）

自律

故人との絆を断ち切る
(relinquishing, disengaging, letting go, severing, breaking)

尊厳

埋葬義務 (Bestattungspflicht)

関係性

継続する絆 (continuing bonds)

人間の尊厳

↓

死者の尊厳

「理性」
「自律」等による尊厳づけは、必然的に差別的が生み出すので
は？

意味の再構成 (meaning reconstruction)

ナラティヴ・アプローチ (biographical model, grief or bereavement narrative)

象徴的な絆

↑

身体的な存在

故人との絆の「放棄」と「継続」は、二者択一の問題か？
死別後の適応につながる絆とは？

はじめに

　近年、日本では各種のメディアで葬送儀礼に関する話題が盛んに取り上げられるようになっている。しかし、「葬儀が役に立つか、立たないか」或いは「高いか、安いか」といった功利主義的な議論や、葬送の新奇な方法を紹介するハウツー物が多く、生命倫理や死生観の本質的問題に立ち入るものは少ない[1]。

　他方、注目すべき関連事項として、「グリーフケア」に関する書物が多く出されるようになり[2]、これを業務に取り入れるようになった葬儀社もある[3]。また、この視点から宗教儀礼のもつ意味を捉え直そうとする議論も出てきた[4]。しかし、日本におけるグリーフケアはまだ「萌芽期」又は「黎明期」にあると言われており[5]、その意義や問題点の本格的な検討はこれからだと思われる。

　そこで本論文では、死別によって個人の心身に生ずる反応である悲嘆を乗り越える作業としての「グリーフワーク」と、宗教的信念や民俗的慣行に基づいて社会文化的に形成された、悲嘆の公的な表明としての「喪の儀礼」（葬送儀礼）が、各々どのような問題を抱えているのか、また、両者はどのように関係するのか、関係すべきなのか、ということを原理原則のレベルで考えてみたい[6]。

1．グリーフワークの起源と展開

1－1　伝統的モデル

　フロイトは、グリーフワークの起源とされる「悲哀とメランコリー」で「悲哀」の意義について、「リビドーが失われた対象に結びつ

けられていることを示す思い出や期待が残る状況の各々一つ一つに対して、現実がその対象はもはや存在しないという判断を下す。そして、自我は、いわばこの〔死別という〕運命を担うかどうかという問いの前に立たされ、生存しようという自己愛的な満足の追求を通して、失われた対象への絆（Bindung, attachment）を断ち切ろうと決めることができるのである。この切断はゆっくり少しずつ進行するので、この作業の終了とともに、それにとって必要なエネルギー消費も尽きてしまうのである、とほぼそのように考えることができるであろう」[7]、と言っている。要するに、「悲哀の作業」(Trauerarbeit)の目的は「失われた対象への絆を断ち切ろうと決めること」だと確認しているのである。悲哀の作業についてのこうしたフロイトの考え方は、後世の研究者に多大な影響を与えたと言われている[8]。

　次に、マサチューセッツ総合病院の精神科長であったリンデマンは、初めて"grief work"という語を用いて行われた悲嘆反応の体系的な研究である「急性悲嘆の症候学とマネジメント」の「正常な悲嘆」について記す部分において、「悲嘆反応の継続期間は、人がグリーフワークを行う場合の成功にかかっている。すなわち、それは故人の束縛 (bondage) からの解放、故人がいない環境への再適応、及び、新しい関係の形成、にかかっているのである。この作業にとっての大きな障害の一つは、多くの患者が悲嘆の経験と結びついた激しい苦痛を避けようとして、この作業のために必要な感情の表出を避けようとする、という事実であろうと思われる」[9]、と言っている。つまり、グリーフワークの目的は、「故人の束縛からの解放」にあるとし

ているのである。この論文については調査方法が不明で、対象者も均質でない等の問題も指摘されているが、その後の研究の発展につながる重要な一歩となったとも言われている[10]。

　以上、フロイトとリンデマンの関連する論文を通して、グリーフワークの考え方の出発点を確認した。グリーフワークの目的は、伝統的には、故人との関係を断ち切って、新しい関係の形成に乗り出すことだとされたのである。

１－２　新しいモデル

　ところが、1980 年代後半頃から、以上の伝統的モデルに対して、遺族は故人との関係を断ち切る必要はなく、むしろそれを保つ方が死別後の環境への適応に資する、といったグリーフワークの新しいモデルが主張されるようになった。そうした主張の中から、以下、二つのものを挙げておきたい。

　まず、故人との関係の継続が重要であるという主張を集めた論文集として、デニス・クラスらの『継続する絆』[11] が出されており、この書名は新しいモデルの主張者たちのいわば合言葉となっている。本書は序論において、20 世紀的（近代主義的[12]）なグリーフワークの考え方が故人から離れること（disengaging）に主眼を置いていて、故人との継続する絆は「病変の徴候」（symptomatic of pathology）だと考えられていたことを批判的に確認した上で、伝統的モデルが「自律」（autonomy）の原理に立つものであることを次のように述べている。

フロイトから始まった悲嘆のモデルは、人々がどれほど互いに分離しているのか、ということを強調する世界観に基づくものである。…このモデルは西洋近代の作り物であって、他の時代や他の場所の人間社会において機能するモデルではない。近代西洋の世界観の中心的な特徴は、自律と個人化に置かれた価値である。…相互依存よりも独立が重要である。依存的であることは「悪」だと判断される。他者との関係は手段として考えられている。…不満な結婚や死の場合におけるように、ある関係がもはや個人にとって手段として満足を与えない場合には、その関係は断ち切られる。このモデルには、相互依存的で、諸関係の網の目の中で生きているものとしての個人についての、どのような考え方もほとんど場がない。この近代的な考え方では、人は何かある一つのタイプの関係に対する、限りあるエネルギーしかもたないものだと理解されている。新しい関係を持つためには、我々は古い関係を断念する必要があるのである。13)

　『継続する絆』の編者らは、以上のように伝統的モデルを批判して、新しいモデルが「相互依存」（interdependence）の原理に立つものであるとしているのである。

　次に、イギリスの社会学者トニー・ウォルターは、文字通り「悲嘆の新しいモデル」14) と題された論文において、故人との関係を断つことを勧める伝統的モデルの考え方は、実際には自ら死別を体験し

てきた人たちの経験的事実にも、また研究者たちの調査研究の結果にも合致しないとして、グリーフワークの目的は、「故人なしで先に進むことではなくて、故人のための確かな場を見出すことである」、という方向に転換してきたと述べている。そして、その転換をトーマス・クーン流の「科学革命」（パラダイム転換[15]）として説明している。ウォルターはまた、グリーフワークの伝統的モデルと新しいモデルの対抗を、「自律」対「関係性」（connectedness）の原理的対抗として描いているのである[16]。

1－3　継続する絆の適否

　ただ、以上のように「パラダイム転換」してきたとは言え、どのような形態であっても故人との継続する絆が、死別後の好ましい適応につながるわけではない。例えば、親を亡くした子どもを対象としたある研究では、自分がしていることを亡き親が否認して見ていると感じて怯える子どももいた、という報告がなされている[17]。そこで、故人との絆については、「継続か、放棄か」という二者択一の問題ではなく、死別後の適応にとって、どのような形態の絆の継続が望ましいのかが明らかにされるべきである、という方向に議論は進んできたのである[18]。

　近年この問題については種々の実証研究がなされているが[19]、今はよく取り上げられている研究結果を一つ挙げておくと、死別による悲嘆の慰めを得るために、故人の遺品を持ち続けること（継続する絆の実体的な形態）は死別後の苦痛を増すことにつながっており、そ

れとは対照的に、好ましい記憶を通して故人に対する愛着を維持すること（継続する絆の抽象的な形態）はそれほど苦痛には関係していない、という報告がある [20]。つまり、故人との絆を「遺品」（物理的なモノ）として確認し続けなければならないということは、「過去を現在から区別できず、故人がもっぱら表象（representation）のレベルにのみ存在することを認められないこと」であるが、それに対して、故人を「記憶」にとどめて、例えば「手本（role model）として活かすことは、身体的な別離の現実に完全に適応しうる継続する絆の形態」である [21]、というのである。

このような実証研究から、死別後の望ましい適応にとって必要なことは、故人との関係を「身体的な存在に基づく関係から象徴的な関係へ」[22]（「身体的な愛着から精神的（spiritual）な愛着へ」[23]）と転換することである、ということになるであろう。もっとも、故人の「遺品」と言っても、それ自体は故人自身ではなく、故人の「象徴」（抽象的な概念を具体的に表現したもの）にすぎないわけであるが、それは故人を「記憶」に刻み付けることに比して、「身体性」（実体性）の強い絆の形態であり、そうした形態の絆に固執することは、故人との関係の「象徴性」を不明にしてしまう恐れがあると思うのである。

前記の親を亡くした子どもの研究でも、子どもが亡き親との関係を維持する仕方には、①（「天国」等に）故人を位置づける（locating the deceased）、②故人を体験する（experiencing the deceased）、③（墓参等で）故人と触れ合う（reaching out to the deceased）、④記憶に留める（remembering）、⑤故人の持ち物を保持する（keeping something that belonged to the deceased)、という五つの類型があるとされているが、子どもが「亡き親が否認して見ていると感じて怯える」のは、故人をより実体的に体験（体感）すること（②）に属する事柄であり、⑤についても、より実体的に故人に「結びつけるモノ」（linking objects）として捉えられる場合には子どもを過去に引き戻すものになるのに対して、「過渡的なモノ」（transitional objects）だと考えられる場合には癒しを与えるものになる、と言われている [24]。このことからも、故人との絆をより身体的・実体的な形態（②⑤）からより象徴的・抽象的な形態（①③④）へと移行させることが、死別後の適応にとっては重要だと言えるであろう。

　そして、故人との絆を以上のように象徴化していくためには、故人に関係のあった者同士の間で、故人の生涯を語り合うこと（ナラティヴ・アプローチ）を通して [25]、故人が生きて死んだことの意味、遺族が今後も生きていくことの意味を再構成していくことが必要なのではないかと思うのである [26]。

２．日本における喪の儀礼の現状と行方
２－１　祖先祭祀から葬送の自由へ
　ところで、「継続する絆」の主張者らが注目したものの一つが、実は日本の祖先崇拝である。デニス・クラスは、「日本における祖先崇拝は、洗練された理論によって支えられた、一連の念入りな儀礼であるが、これによって生者は故人と人格的・情緒的な絆を維持している」と評価して、日本では 33 回忌ないし 50 回忌までの長きにわた

って故人が個別の「魂」としてとどまり、家庭の仏壇がいわば故人との「ホットライン」として機能していることに注目している。しかも、祖先崇拝に乗って存続してきた日本仏教は、真の仏教（無我説）の放棄であると批判されてきたが、実は日本における故人の「霊」（spirit）は、誕生前のある時点で肉体に入り死ぬ時に出るとされるキリスト教の「霊魂」（soul）ほどには実体的な存在ではなく、遺された者の記憶が続く限りにおいて存続する関係的・非実体的なものとして考えられるので、仏教の無我説と矛盾するものではない、とも論じている[27]。

　しかし、こうした評価にもかかわらず、当の日本では、特に1990年頃から伝統的儀礼が衰退しつつあることが顕著になってきた。この現象を森謙二は「祖先祭祀から葬送の自由へ」のパラダイム転換として性格づけた上で、その原因として、①「祖先祭祀」を維持する家族構造がもはや存在せず、少子化の中でアトツギの確保が困難になってきていること、②子どもには迷惑をかけたくないといった高齢者と、先祖を大切にすることを教わってこなかった若者の、老若両側における意識の変化、という二つを挙げている[28]。要するに、少子高齢化と個人主義化によって伝統的な儀礼が衰退してきたと言ってよいであろう。

　現在、葬式については「家族葬」や「直葬」、墓地に関しては「樹木葬」や「散骨」、また「手元供養」のような追悼の仕方や、それらを総合して（「就活」ならぬ）「終活」や「エンディング」が、しきりとテレビや雑誌で取り上げられ、「エンディングノート」にも各々好

みの葬られ方を記す欄が設けられるようになっている。こうしたことは、死の過程（dying）に加えて死後（afterlife）のことまで自己決定できる問題として考えられるようになってきたことを表しているのだと思われる。

２－２　葬送の自由から人間（死者）の尊厳へ [29)]

　その中からここでは「散骨」の問題を取り上げておこう。散骨は1991年10月5日に「葬送の自由をすすめる会」[30)] が相模灘沖で「自然葬」の名の下に行なっていらい自由化されてきたものであるが、これはいわば〈なし崩し的な自由化〉[31)] でしかなかったところに問題があったと思われる。それは以下のような意味である。

　この最初の自然葬に関しては、当時、新聞の取材に対して、法務省が「葬送の一つとして節度をもって行われる限り、遺骨遺棄罪〔刑法190条 [32)] 違反〕には当たらない」として、厚生省（当時）も「墓埋法〔墓地、埋葬等に関する法律4条1項 [33)]〕はもともと土葬を問題にしていて、遺灰を海や山にまくといった葬法は想定しておらず、対象外である。だからこの法律は自然葬を禁ずる規定ではない」として、これを追認する見解を示した。しかし、法務省見解には、仮に散骨が刑法違反ではないとしても、墓埋法違反である可能性を検討しなかったことによって、法の空白を生み出してしまったという問題があり、また厚生省見解にも、墓埋法の対象外だから散骨は許容されることになると、水葬・風葬や鳥葬さえが明示的に禁止した規定はないのであるから（節度をもって行われる限り）許されることになって

しまうという問題がある。従って、葬送領域は自由化されたというよりも、単に〈無法化〉されたにすぎないのである。そのため、現に散骨については、遺灰を撒く側（主に都市から山間部などに撒きに行く人たち）と撒かれる場所の周辺住民や自治体との間でトラブルが生じてきた[34]。そして、このような〈なし崩し的な自由化〉によって多くの散骨業者が登場し、ますます葬送領域の無秩序な市場化・商品化が推進され、お金がない人は業者に委託して葬送も行えないような格差が生み出されることにつながってしまっている、というわけなのである。

　そこで森謙二は主としてドイツの制度を参考にしながら、今後は日本でもすべての人が有する「埋葬される権利」を保障するために、葬送は「自由」よりもむしろ「人間（死者）の尊厳」を根拠にして制度化されなければならない、と主張している。すなわち、ドイツでは、①「人は埋葬〔土葬 Erdebestattung 又は火葬 Feuerbestattung に伴う骨灰の処理 Beisetzung を〕されなければならない」ということを示す「埋葬強制」（Bestattungszwang）と、②「誰が埋葬義務を負うのか」に関して、遺体を墓地に運ぶのは第一義的には近親者の義務であり、埋葬費用は相続財産から差し引かれるが、埋葬場所は原則として共同体（Gemeinde）に提供義務があり、相続財産で費用がまかなえない場合には社会保障費があてられるという「埋葬義務」（Bestattungspflicht）、が法律によって規定されているところ、日本でも従来の家を単位として祖先祭祀を継承するという墓埋法の枠組が崩れてきている今日では、このように「埋葬義務」を明確にした

制度化がなされるべきだというのである。葬送の問題が、もっぱら葬式の仕方や墓地の選び方についてのハウツー物として取り沙汰され、この領域の市場化・商品化傾向ばかりが目に付くようになった今の日本では、これは極めて重要な指摘であろう。

2－3　人間の尊厳と死者の尊厳

　しかし、その森謙二にしても、「尊厳」が何を意味するのかは説明していない。また、「人間（死者）の尊厳」或いは「死者（人間）の尊厳」と記しながら、「人間の尊厳」と「死者の尊厳」が同じなのか違うのか、違うならばどう違うのかについては記していない。そこで、以下、「尊厳」の意義について記した上で、「人間の尊厳」と「死者の尊厳」の関係について考えてみたい。

　葬送の倫理的基礎としての「尊厳」には、まず行き過ぎた自由市場化が格差にまでつながってしまうことに対する〈歯止め〉としての意義があると思われる。それならばなぜそのように機能するのかというと、「尊厳」には互いに異なる種々の倫理的立場の「共通の根拠」としての性格があるからだと思われる。「人間の尊厳」は「自律の尊重」（respect for autonomy）に還元してしまうことのできる「無用な概念」であるという主張があるが[35]、しかし尊厳を「公平」（equity）として捉える見方もあるので[36]、それは自律にも公平にも、また「権利」にも還元できるものではなくて、それらの「共通の根拠」を示す概念なのである[37]。つまり、「自律」を主張する人も、「公平」を主張する人も、どちらも自らの主張の根拠に「人間の尊厳」を置くこと

ができるのであるが、そのように「多くの道徳的伝統の中に存在しているという事実によって、人間の尊厳という考えは特に役立つ『二次的概念』（second-level concept）──どのような一次的な倫理の用語（first-order ethical vocabulary）が、最もうまく人間が尊重に値するものである理由を説明できるか、について〔考え方が〕異なっているような人々の間の道徳的合意を表現する概念──となる」[38]わけで、従ってそれは競合する諸立場の行き過ぎを抑制しながら、相互の対話を促すものになると考えられるのである。

　次に、「人間の尊厳」とは区別された意味での「死者の尊厳」には、どのような問題があるであろうか。これについては、グラーンが死者に関する「ジレンマ」について論じていることが参考になる[39]。すなわち、一方で我々はみな、遺体は「尊厳」をもって取扱うべきであるという直感を共有しているが、しかし他方で我々は「人間の尊厳」を、理性・自律性・自己意識や自由意志といった死者は決して持っていない人間的能力に結びつけられたものだと考えている、というのである。例えば、「尊厳死」も、「傷病により『不治かつ末期』になったときに、自分の意思で、死にゆく過程を引き延ばすだけに過ぎない延命措置をやめてもらい、人間としての尊厳を保ちながら死を迎えること」（日本尊厳死協会＝下線は寿台）[40]と定義されているが、このように人間のもつ一定の能力や属性によって「人間の尊厳」を規定することには、必然的に一定の人々（昏睡状態の人・精神障害者・幼児等）を排除してしまうという問題があるわけであり、「死者」は排除される者の中でも究極の弱者だと考えられるのである。いずれに

しろ、「人間の尊厳」を「理性」等によって規定する限り、「死者」には「派生的又は二次的な尊厳」(derived or secondary dignity) [41] しかないことになる。そこでグラーンは、このようなジレンマを抜け出す重要な鍵は、「人間の尊厳がもつ関係的な要素」(relational element of human dignity) であると言っている。つまり、「人間の尊厳」が実際に意味をもつのは人間の社会的交流 (social interaction) の中においてであり、従って人間を踏みにじる最もひどい方法は、人を共同体から排除してモノとして扱うことだというのである。

　以上のようにグラーンは「死者の尊厳」を媒介にして「人間の尊厳」を再考することを提唱し、そのためには生と死の境界を取り払って、人間共同体のメンバーを生者に限定しないことを主張している。このことから、結局、死者を、尊厳をもった者として遇するというのは、具体的にはその人の生涯を心に刻んで忘れないようにすること、そしてその生涯を語り継ぐことである、ということになるのではないであろうか。このように、現代における喪の儀礼のあり方を考えていく筋道からも、グリーフワークについての場合と同様、「ナラティヴ・アプローチ」を通した「意味の再構成」が重要であるという結論になると思うのである。

おわりに

　トニー・ウォルターは、グリーフワークの目的は「生者が死別後の人生に、故人の記憶を組み込むことを可能にするような、長く語り継

ぐことのできる故人の生涯を再構成することである」、と言っている[42]。また、親鸞は『教行信証』（後序）に、「前に生れんものは後を導き、後に生れんひとは前を訪〔とぶら〕へ、連続無窮にして、願わくは休止せざらしめんと欲す」[43] という『安楽集』（道綽）の言葉を引用しているが、これは喪の儀礼（弔い）の目的を示すものとして読むこともできるであろう。「とむらう」は「とぶらう」の変化した語なのである（『広辞苑』第六版）。

　故人を、尊厳をもつ者として弔うとは、その生涯を問い訪ねて、語り継ぐことである。そうした作業を通して、故人と生者の関係、またその故人につながる生者同士の関係をつないでいくことが重要なのだと思われる。このような意味において、死別の倫理とは、関係性と尊厳の原理に基づいて築かれるべきものである。グリーフワークにおける自律の原理は喪の儀礼における自由（自己決定）の原理につながりやすく、前者における関係性の原理は後者における尊厳の原理と親和的なのだと思われる。現在、死及び死後の領域にあるものまで、すべて自律に基づいて自由に自己決定できるかの如くに語られることによって、人と人（故人と生者・生者と生者）の諸関係が分断されているのではないであろうか[44]。

注

1）例えば，「ベストセラー」と言われた島田裕巳『葬式は、要らない』（幻冬舎, 2010）は「はじめに」において，「これまで葬式についての本は数

限りなく出版されている。多くは葬式の作法を記したマニュアルで、冠婚葬祭全般についての指南書も少なくない。…葬式の細かなやり方や作法については、他の本を参考にしてもらいたい。むしろ重要なのは、葬式に臨むにあたっての基本的な考え方や態度であり、方針である」として，本書が単なる「マニュアル」（ハウツー物）ではないとしている．ところが，本書は原理原則的な葬式無用論を主張したものではなく，「葬式は贅沢である――これが、本書の基本的な考え方であり、メッセージである」として，主に葬式の経済的な面を問題にしたものである．「現代日本の葬式事情」とでも題する方が適した内容の本である．「宗教学者」によるものさえがハウツー物の域を出ないほど，昨今の葬式関連本は通俗的なのである．

2）A．デーケン・柳田邦男編『"突然の死"とグリーフケア』春秋社，2005（新装版）；平山正実編著『死別の悲しみに寄り添う』聖学院大学出版会，2008；広瀬寛子『悲嘆とグリーフケア』医学書院 2011；宮林さちえ『ながれるままに涙をながしましょう――愛する人を喪った悲しみを越えるために――』ソニーマガジンズ，2002：坂口幸弘『悲嘆学入門――死別の悲しみを学ぶ――』昭和堂，2010；高木慶子『悲しみの乗り越え方』角川書店，2011；高木慶子編著『グリーフケア入門――悲嘆のさなかにある人を支える――』勁草書房，2012 等参照．

3）古内耕太郎・坂口幸弘『グリーフケア――見送る人の悲しみを癒す：「ひだまりの会」の軌跡――』毎日新聞社，2011；田中大介「現代日本の葬儀サービスにおけるグリーフケアの浸透――ケア概念とイノベーション実践の融合に関する産業人類学的分析――」『研究助成論文集』43，

2007 等参照.

4) 伊藤道仁「「仏教的グリーフワーク」の意義――スピリチュアルな死生観の視点から――」『曹洞宗総合研究センター学術大会紀要』11, 2010 ; 釈徹宗・秋田光彦「仏教からグリーフケアを考える」『Samgha Japan』5, 2011 等参照.

5) 宮林幸江「アメリカとイギリスのグリーフケアと死生学の実際――日本への導入にあたって感じたこと――」『社会福祉研究』106, 2009, 130頁,

6) 「悲嘆」(grief) と「喪」(mourning) の区別については, 注2坂口前掲書, 4頁, 8-9頁等参照. "grief" と "mourning" は互換的にも用いられるが,「グリーフワーク」の起源とされるフロイトの論文 "Trauer und Melancholie" (注7)の "Trauer" が "mourning" と英訳されたことから, 精神分析や臨床心理学の領域では "mourning" が採用され, その他の領域では "grief" が多用されるようになったという経緯があり, 今日 (精神分析・臨床心理学) では "mourning" は「悲しむ」という主体的活動としての側面を強調し, "grief" は「悲しみ」という情緒的状態としての側面を示すものとして, 使い分けられるようになったと言う (山本力「死別と悲哀の概念と臨床」『岡山県立保健福祉学部紀要』3(1), 1996, 6頁). しかし, フロイト自身は "grief" の意味で "Trauer" を用いたという指摘もあり (Wolfgang Stroebe and Margaret S. Stroebe, *Bereavement and Health: The Psychological and Physical Consequences of partner Loss*, Cambridge University Press, 1987, p.8), また "mourning" をもっぱら「悲哀」の意味で用いてしまうと,

悲嘆の公的な表明としての「服喪」を示す意味が隠れてしまう恐れがあるので，本論文では原則として "grief" を「悲嘆」，"mourning" を「喪」として使い分けることにする．なお，「悲しむ」という主体的活動の側面を示す言葉としては，"grief" の動詞（動名詞）形である "grieve (grieving)" によって示すことができるであろう（Thomas Attig, *How We Grieve: Relearning the World*, Oxford University Press, 1996, p.33〔＝林大訳『死別の悲しみに向きあう』大月書店，1998, 39頁〕；注2坂口前掲書，4-5頁）．

7）Sigmund Freud, Trauer und Melancholie, *Internationale Zeitschrift für Ärztliche Psychoanalyse*, Bd. 4 (6), 1917, S. 298 (=Mourning and Melancholia, *The Standard Edition of the Complete Psychological Works of Sigmund Freud, Volume XIV (1914-1916): On the History of the Psycho-Analytic Movement, Papers on Metapsychology and Other Works*, Hogarth Press, 1957, p.255；井村恒郎訳「悲哀とメランコリー」『フロイト著作集6　自我論・不安本能論』人文書院，1970, 146頁；伊東正博訳「喪とメランコリー」『フロイト全集14』岩波書店，2010, 289頁）．なお，〔　〕内は寿台の補足＝以下同様．

8）注2坂口前掲書，16頁.

9）Erich Lindemann, Symptomatology and Management of Acute Grief, *American Journal of Psychiatry*, 101, 1944, p.143.

10）Colin Murray Parkes and Robert S. Weiss, *Recovery from Bereavement*, Basic Books, 1983, pp.12-13 (＝池辺明子訳『死別から

の恢復』図書出版社, 1987, 25-26 頁）；注２坂口前掲書, 17 頁.

11）Dennis Klass, Phyllis R. Silverman and Steven L. Nickman, eds., *Continuing Bonds: New Understandings of Grief*, Routledge, 1996.

12）Margaret Stroebe, Mary Gergen, Kenneth Gergen and Wolfgang Stroebe, Broken Hearts or Broken Bonds?, 注 11 前掲書, p. 32.

13）Phyllis R. Silverman and Dennis Klass, Introduction: What's the Problem?, 注 11 前掲書, pp. 14-15.

14）Tony Walter, A New Model of Grief: Bereavement and Biography, *Mortality*, 1（1）, 1996.

15）Kathrin Boerber and Jutta Heckhausen, To Have and Have Not: Adaptive Bereavement by Transforming Mental Ties to the Deceased, *Death Studies*, 27（3）, 2003, p. 199.

16）Tony Walter, Grief and Culture: A Checklist, *Bereavement Care*, 29（2）, 2010.

17）Phyllis R. Silverman and Steven L. Nickman, Children's Construction of Their Dead Parents, 注 11 前掲書, p. 78.

18）Margaret Stroebe and Henk Schut, To Continue or Relinquish Bonds: A Review of Consequences for the Bereaved, *Death Studies*, 29（6）, 2005.

19）Death Studies, 30（8, 9）, 2006 の特集参照.

20）Nigel P. Field and Are Holen, The Relation of Continuing Attachment to Adjustment in Conjugal Bereavement, *Journal of Consulting and Clinical Psychology*, 67（2）, 1999.

21) Nigel P. Field, Unresolved Grief and Continuing Bonds: An Attachment Perspective, *Death Studies*, 30 (8), 2006, p.742.

22) Robert A. Neimeyer, *Lessons of Loss: A Guide to Coping*, Center of the Study of Loss & Transition, 2006, pp.45-46（＝鈴木剛子訳『「大切なもの」を失ったあなたに──喪失をのりこえるガイド──』春秋社, 2006, 78頁）.

23) Nigel P. Field, Beryl Gao and Lisa Paderna, Continuing Bonds in Bereavement: Attachment Theory Based Perspective, *Death Studies*, 29 (4), 2005, p.295.

24) 注17前掲論文, 注11前掲書, pp. 76-81.

25) ナラティヴ・アプローチについては、注14前掲論文;Christine Valentine, *Bereavement Narratives: Continuing Bonds in the Twenty-First Century*, Routledge, 2008；野口裕二編『ナラティヴ・アプローチ』勁草書房, 2009等参照.

26) 「意味の再構成」については、注22前掲書；Robert A. Neimeyer, ed., *Meaning Reconstruction and the Experience of Loss*, American Psychological Association, 2001（＝富田拓郎・菊池安希子監訳『喪失と悲嘆の心理療法──構成主義からみた意味の探究──』金剛出版, 2007）等参照.

27) Dennis Klass, Grief in an Eastern Culture: Japanese Ancestor Wbrship, 注11前掲書, pp.59-70.

28) 森謙二『墓と葬送の現在──祖先祭祀から葬送の自由へ──』東京堂出版, 2000, 15頁.

29) この項目については注 28 に加え，森謙二「埋葬と法——家族・市民社会・国家——」『法社会学』62，2005；森謙二「葬送の個人化のゆくえ——日本型家族の解体と葬送——」『家族社会学研究』22 (1)，2010；森謙二「人間（死者）の尊厳性と「埋葬義務」——「葬送の自由」のほころび——」岩上真珠他『いま、この日本の家族——絆のゆくえ——』弘文堂，2010；葬送の自由をすすめる会『自然葬ハンドブック』凱風社，2005；安田睦彦『墓は心の中に——日本初の「自然葬」と市民運動——』凱風社，2010 等参照.

30) http://www.shizensou.net/.

31) 〈　〉は引用ではなく寿台の表現であることを示す＝以下同様.

32)「死体，遺骨，遺髪又は棺に納めてある物を損壊し，遺棄し，又は領得した者は，３年以下の懲役に処する.」

33)「埋葬又は焼骨の埋蔵は，墓地以外の区域にこれを行ってはならない.」

34) 例えば，山梨県内にある東京都水源林区域や北海道長沼町の「樹木葬公園」（散骨場）等でトラブルが生じた結果，いくつかの自治体では条例等で散骨を規制するようになった.

35) Ruth Macklin, Dignity is a Useless Concept, *British Medical Journal*, 327 (7429), 2003.

36) John Harris and John Sulston, Genetic Equity, *Nature Reviews Genetics*, 5, 2004.

37) Daniel P. Sulmasy, Human Dignity and Human Worth, Jeff Malpas and Norelle Lickiss eds., *Perspectives on Human Dignity: A Conversation*, Springer, 2007, pp.9-10.

38) Paul Weithman, Two Arguments from Human Dignity, President's Council on Bioethics (U.S.)., *Human Dignity and Bioethics: Essays Commissioned by the President's Council on Bioethics*, US Independent Agencies and Commissions, 2008, p 437.

39) Julia Apollonia Glahn, Dignity of the Dead?, Dennis R Cooley and Lloyd Steffen eds., *Re-Imaging Death and Dying: Global Interdisciplinary Perspectives*, Inter-Disciplinary Press, 2009.

40) http://www.songenshi-kyokai.com/.

41) Göran Lantz, Dignity and the Dead, Lennart Nordenfelt, ed., *Dignity in Care for Older People*, Wiley-Blackwell, 2009, p.188.

42) 注 14 前掲論文.

43) 『浄土真宗聖典（註釈版　第二版)』本願寺出版社，2004，474 頁.

44) 本論文全般に関わる問題として，喪の儀礼における「自由」と「尊厳」については，一般には前者が後者の実質的内容だと考えられる傾向が強いので，あながち対抗関係にあるとは言えないと批判されるかもしれない．しかし本論文では，「尊厳」によって「葬送の自由」を批判した森謙二の議論の検討を通して，この対抗関係に辿りついたしだいである．これをさらに，「自律としての尊厳」から「関係性における尊厳」への一般理論に仕上げていくのは今後の課題である．

第2章　自律から共苦へ
——日本における「安楽死・尊厳死」裁判の再検討——

——要　　旨——

「リビングウィル」や「事前指示」といった、今日の「死と死にゆく過程」をめぐる言説は、「自律」原則の下にあって、死に関して「自己決定」を迫るものが多い。しかし、終末期において最も重要なことは、本当に「自分らしい」死に方を決めることであろうか。本論文で筆者は、それよりもっと重要なのは、死にゆく者と看取る者の間の「共苦」であると主張する。以下まず、アメリカにおける関連する裁判や立法を検討しているロイス・シェパードの議論を紹介して、「自律から苦悩へ」という考え方の転換の意義を確認し、次に、日本における「安楽死・尊厳死」裁判を再検討して、そこでは患者よりもむしろ「家族の苦悩」への同情が判断の決定的要因であったことを確かめる。しかし日本でも最近の裁判では、患者の自己決定権を根拠に安楽死問題の医療化と法化が進行しており、次第に事件の場面から「家族」が姿を消しつつある。そこで最後に筆者は、死にゆく者と看取る者（家族等）が苦悩を共にする「共苦の親密圏」を再構築することが重要であると結論づける。

——SUMMARY——

Contemporary discourses concerning "death and dying," such as those found in a "living will" or "advance directives," are subject to the principle of "autonomy" and demand "self-determination" for death in many cases. However, is it so important that we decide our "own" type of death in end-of-life? This paper asserts that "co-suffering" between dying people and those caring for them is more important than "autonomy". In so doing, the paper first introduces an argument made by Lois Shepherd, who has examined a number of related cases and laws, confirming the significance of the paradigm shift from " autonomy " to " suffering. " Secondly, it revisits " euthanasia and death with dignity " cases in Japan, showing that the deciding factor of judgments was frequently a compassion for the " suffering of family members, " rather than patients themselves. However, in more recent cases from Japan, medicalization and legalization of euthanasia are presented on the basis of the right to self-determination, with the concerns of family members disappearing from the cases. It is concluded that it is crucial to reconstruct "intimate spheres of co-suffering," where dying people and those caring for them (the family and so on) suffer together.

はじめに

　終末期医療や看取りといった死にゆく過程に関わるものであれ、葬儀や墓地といった死後に関わるものであれ、今日「死」をめぐる言説は、ほとんどすべて「自律」原則の下に置かれようとしている。「リ

ビングウィル」や「事前指示」、「エンディングノート」や「終活」といった言葉は皆、死に関する「自己決定」を迫るものである。こうした言葉の流行は、まるで人が死に関して考えるべきことは、自分で自分の死に方や葬られ方を決めておくこと以外にはない、と言っているかのような観さえ呈している。

　しかし、人がその一生を終える時、何にもまして重要なことは、「自分らしい」死に方や葬られ方を決めることなのであろうか。むしろすべてが「自己決定の問題」として語られるあまり、他の重要な問題が忘れ去られているのではないであろうか。

　本論文は、人が死にゆく過程において重要なのは、「自律」よりもむしろ、死にゆく者と看取る者が「苦悩を共にすること」（共苦）であるということを主張するものである[1]。以下、まず「自律から苦悩へ」の考え方の転換を示すものとして、アメリカにおける関連する裁判や立法の問題を検討しているロイス・シェパード[2]の議論を紹介し、次にその視点から日本における「安楽死・尊厳死」裁判を再検討してみたい。

1．自律から苦悩へ[3]

1−1　苦悩を回避する権利

　ロイス・シェパードは、「苦悩に対する医療と法の対応」に関する論文において、現代では「苦悩を回避する権利」が前例のない形で主張されており、それが裁判所や議会で承認されつつあると言っている。但し、この主張はそれとしては表明されておらず、「自律」のよ

うな他のものに変装しているかもしれないとして、彼女は人の「生殖」と「死」に関する裁判や立法に、その主張がどのように潜んでいるのかを明るみに出している。そのうち、ここでは「死」に関わる問題を取り上げておきたい。

シェパードによれば、19世紀初頭、医師にとっては生命を救うことの方が、苦悩を避けることよりも絶対的な優先権をもっていたが、1800年代に麻酔が発見されて以降、延命と苦悩の関係についての考え方が変化してきて、今日の医療は、QOLを改善できないような場合には、ますます「死による苦からの救済」（relief from suffering through death）に対してオープンになっている。彼女は、現在のアメリカでは「医師介助自殺」（physician-assisted suicide）と「延命治療の中止」（withdrawal of life support）の2つがそうした「救済」に関わる主たる場面だとして、これらに関する裁判や立法の問題を検討している。以下、順にそれらを見ておきたい。

1－2　医師介助自殺

医師介助自殺に関しては、シェパードはまず、その代表的主張者の一人であるティモシー・クィルの論文[4]を取り上げている。確かにクィルは自分の患者（Diane）の自殺という決定を合理的なものとして描いているが、なぜそれが合理的なのかというと、それによって患者の苦悩が減るとクィルは見ているのであるから、実はここで決定的なのは患者の「苦悩」であって「自律」ではない、というのである。

シェパードはまた、オレゴン州尊厳死法（Oregon Death with

Dignity Act）[5]の目的が「苦悩」の救済にあることを確認している。彼女によれば、この法の主眼が「自律」を尊重することならば、自己決定能力のある人なら誰でも、致死量の薬物の処方を受けることが認められるはずなのに、この法の対象が終末期の人に限定されているのは、医療はただ苦悩する人の生を終わらせるのを手伝うことによってのみ、その人に救済を与えられると考えられているからである。

　関連する裁判についてシェパードが特に注目しているのは、自殺幇助を罪とするワシントン州法[6]を違憲だとして医師・患者らが訴えを提起した裁判の控訴審判決である[7]。この判決において第9巡回区控訴裁判所は、同法が合衆国憲法修正第14条によって保護される「自由の利益」（liberty interest）を侵害していると宣言したが、彼女によれば、実はこの判決も「苦悩」への関心によって駆り立てられたものである。すなわち、この判決には癌・エイズ及び肺気腫の末期症状に苦しむ原告の「痛みと苦悩」[8]が非常に具体的に描かれているのであるが、そのような記述によって、自殺幇助を防止する州の利益よりも終末期の患者の自由の利益の方が優先されるという判断が支えられている、というのである。

1－3　延命治療の中止

　延命治療の中止に関しては、シェパードは、終末期ではないが四肢麻痺等の不治の病に苦しむエリザベス・ブービアの事例に注目している[9]。カリフォルニア州ロサンゼルス地区上位裁判所はブービア

の治療拒否権を認めたが、本件においてもブービアが死を望んでいたのはその「苦悩」故であるのは明らかであったという。治療拒否権が単に個人の「自由」や「自律」に基づくものであったならば、裁判所はブービアの QOL の低下について長い議論をする必要はなかったはずであるが、ブービアが他者への依存ゆえに「拘束され、その無力さによって生み出される不名誉・困惑・屈辱や非人間的な諸状況に服して、身体的に力なく横たわっていなければならない」等と述べながら、判決がブービアを「苦悩する人」（sufferer）と表現していることに、シェパードは注目している。

　この問題に関してはカレン・アン・クィンラン [10] やナンシー・クルーザン [11] の事例にも言及されている。シェパードによれば、こうした事例においては、能力を失う以前の本人の願望が事前指示書等によって確認できるならば、「死ぬ権利」を認めることは「自律」を尊重するという意味をもつかもしれないが、そうした証拠がなければ、たとえ「死ぬ権利」という言葉が使われていても、それは「自律」ではなく「苦悩を回避する権利」を意味するものである。但し、こうした事例では、本人には既に身心の痛み（pain, distress）はない場合が多いことから、ここでの「苦悩」とは、QOL が低下し尊厳が失われていることであるといった説明が加えられている。

１－４　　「苦悩を回避する権利」の問題点
　以上のように、医師介助自殺や延命治療の中止の事例には、「自律」は存在する（present）が支配的（predominant）なものではない。に

もかかわらず、それが強調されるのは、こうした言葉に満足する裁判所に問題を提起する手段としてである、とシェパードは言っている。以上の事例における決定的要因（deciding factor）は、患者がどれほど「苦悩」しているのか、また、そのレベルが自殺や延命治療の中止といったドラスティックな決定に達するほどの理由になっているかどうかにある、というのである。

　ところでシェパードは、このようにして主張されるようになってきた「苦悩を回避する権利」には、これが「医学的モデル」（medical model）と「権利基底的法学」（rights-based jurisprudence）に基づく「苦悩」への対応である点が問題である、という指摘もしている。彼女によれば、「医学的モデル」は苦悩を医療技術によって除去（eliminate）又は緩和（alleviate）するもの、そしてそれらが不可能な場合には回避（avoid）するものとして捉えるが、こうしたモデルが優勢になることによって、苦悩に対するより人間的な精神的・宗教的・個人的及び社会的諸対応が締め出されてしまう。また、本来ならば「個人的な苦悩」に対しては責任や関係の原則（ケアの倫理）に基づく個別的な対応が求められるはずであるのに、「権利基底的法学」に基づく対応はそれを、普遍的に適用すべき権利や公平の原則（正義の倫理）と結合すること（例えば、苦悩の回避を「権利」とすることで、それに対応する「義務」を他者に負わせること）によって、結局はケアと正義の両方の倫理的原則を破壊してしまう恐れがある、というわけなのである。

　以上のことからシェパードは、「苦悩」に対してはもっと広い視野

をもった新しいモデルが必要だと結論づけている。

【表1】 日本における「安楽死・尊厳死」裁判

①1950年4月14日	東京地裁判決（嘱託殺人＝懲役1年・執行猶予2年）	
※1962年7月4日	山内事件名古屋地裁一宮支部判決（尊属殺人＝懲役3年6月）	
②1962年12月22日	山内事件名古屋高裁判決（嘱託殺人＝懲役1年・執行猶予3年）	
③1975年10月1日	鹿児島地裁判決（嘱託殺人＝懲役1年・執行猶予3年）	
④1975年10月29日	神戸地裁判決（殺人＝懲役3年・執行猶予4年）	
⑤1977年11月30日	大阪地裁判決（嘱託殺人＝懲役1年・執行猶予2年）	
⑥1990年9月17日	高知地裁判決（嘱託殺人＝懲役3年・執行猶予1年）	
⑦1995年3月28日	東海大学病院事件横浜地裁判決（殺人＝懲役2年・執行猶予2年）	
⑧2005年3月25日	川崎協同病院事件横浜地裁判決（殺人＝懲役3年・執行猶予5年）	
⑨2007年2月28日	川崎協同病院事件東京高裁判決（殺人＝懲役1年6月・執行猶予3年）	
⑩2009年12月7日	川崎協同病院事件最高裁決定（上告棄却）	

2．日本における「安楽死・尊厳死」裁判の再検討 [12]

　さて、以上に紹介した「自律から苦悩へ」という視点に立って、日本における「安楽死・尊厳死」裁判を再検討してみたい。日本における関連する裁判としては、一般に前掲の【表1】①〜⑩が挙げられる。以下、このうち特に重要な山内事件（②）・東海大学病院事件（⑦）及び川崎協同病院事件（但し⑧⑨）に重点を置いて、年代順に検討していきたい。

2−1　山内事件の再検討——家族の苦悩——

　山内事件名古屋高裁判決（②）は、「世界に先がけて合法な安楽死の一般的な要件を提示したリーディング・ケースであり」[13]、以後こ

109

こで挙げられた 6 要件（後掲の【表 2】(1)～(6)）は、東海大学病院事件横浜地裁判決（⑦）において塗り替えられるまで、関連する裁判（③～⑥）における判断基準として機能してきたものである。

　この 6 要件については、従来、1950 年の東京地裁判決（【表 1】①＝脳溢血で倒れて国に帰る望みが絶たれた在日朝鮮人の母親の頼みを受けて、同女を青酸カリで死亡させた息子を「嘱託殺人」で裁いた「最初の安楽死事件」）を契機に書かれた小野清一郎の論文 [14] に挙げられたものをほぼそのまま受け継いだもので、この論文が人道主義的な「慈悲殺」の考えを主張していたことから、名古屋高裁判決の 6 要件もこの考え方に立つものだと言われてきた [15]。但し、この 6 要件の意義を明確にするためには、（①から②への流れだけでなく）さらに「尊属殺人」[16] で実刑判決を下した山内事件名古屋地裁一宮支部判決（【表 1】※）からも見ていく必要がある。ところが、この地裁判決はデータベース（判例集）には入れられていないので、筆者は名古屋地検一宮支部に出向いて判決及び「控訴趣意書」を入手したが、それによって小野論文と名古屋高裁判決の 6 要件の間には、特に最も重要な「本人の真摯な嘱託」があることという第 4 の要件（【表 2】(4)）に関して、以下のような微妙であるが重要な点で違いがあることが判明した。

山内事件名古屋高裁判決 （1962/12/22）	東海大学病院事件横浜地裁判決 （1995/3/28）	川崎協同病院事件
安楽死の要件 (1)病者が現代医学の知識と技術からみて不治の病に冒され、しかもその死が目前に迫っていること○ (2)病者の苦痛が甚しく、何人も真にこれを見るに忍びない程度のものなること○ (3)もっぱら病者の死苦の緩和の目的でなされたこと○ (4)病者の意識がなお明瞭であって意思を表明できる場合には、本人の真摯な嘱託又は承諾のあること○ (5)医師の手によることを本則とし、これにより得ない場合には医師によりえない首肯するに足る特別な事情があること× (6)その方法が倫理的にも妥当なものとして認容しうるものなること×	**I.治療行為の中止（尊厳死）の要件** Ⓐ自己決定権の理論とⒷ治療義務の限界を根拠に、 (a)患者が治療不可能な病気に冒され、回復の見込みがなく死が避けられない末期状態にあることが、まず必要である。 (b)治療行為の中止を求める患者の意思表示が存在し、それは治療行為の中止を行う時点で存在することが必要である。× (c)治療中止の対象となる措置は、薬物投与、化学療法、人工透析、人工呼吸器、輸血、栄養・水分補給など、疾病を治療するための治療措置及び対症療法である治療措置、さらには生命維持のための治療措置など、すべてが対象となってよいと考えられる。 **II.安楽死の要件** 1.患者に耐えがたい激しい肉体的苦痛が存在することが必要である。× 2.患者について死が避けられず、かつ死期が迫っていることが必要である。○ 3.患者の意思表示が必要である。× 4.方法として、消極的安楽死は治療行為の中止として考えれば足りる。間接的安楽死は許容される（推定的意思でも足りる）。× **積極的安楽死の要件** ❶患者が耐えがたい肉体的苦痛に苦しんでいること× ❷患者は死が避けられず、その死期が迫っていること○ ❸患者の肉体的苦痛を除去・緩和するために方法を尽くし他に代替手段がないこと× ❹生命の短縮を承諾する患者の明示の意思表示があること×	**横 浜 地 裁 判 決** （2005/3/25） Ⓐ自己決定権の理論とⒷ治療義務の限界を根拠に、 (a)回復不可能性及び死期の切迫× (b)Ⓐ患者本人の意思の確認× Ⓑ治療義務の限界× ↓ **東 京 高 裁 判 決** （2007/2/28） Ⓐ自己決定権の理論× Ⓑ治療義務の限界× ※いずれのアプローチにも解釈上の限界があり、尊厳死の問題を抜本的に解決するには、尊厳死法の制定ないしガイドラインの策定が必要。 ↓ **最 高 裁 決 定** （2009/12/7） (a)回復可能性や余命について的確な判断を下せる状況にはなかった。× (b)被害者の推定的意思に基づくということもできない。×

※○は当該事件においては当該要件が満たされていること、×は満たされていないことを示す。

【表3】 山内事件名古屋高裁判決「安楽死の第4要件」(【表2】(4))の成立過程

(イロハ及び下線は寿台)

- **小野論文**:「㋑本人の意識がなほ明瞭であり、その意思を表示することができる限りは、その真摯な嘱託を必要とするとおもふが、㋺本人の意識がもうろう状態にあるか又はその意思を表示することができない場合には、本人の嘱託又は承諾を必要としないと考へる。一方において本人の嘱託又は承諾があつたからといつて行為の違法性を阻却するものではないと同時に、他方において本人の嘱託又は承諾がなくてもなほ違法性を阻却する場合がある。㋥安楽死を正当化するものは本人の『意思』ではない。生命の尊重はもと本人の『意思』を超えたものである。…安楽死を正当化するものは、人間的同情であり、人道主義的な動機である。」

  (小野清一郎「安楽死の問題」, 1950)

  ↓

- **「控訴趣意書」**:「㋑本人の意識が尚明瞭で意思を表示することが出来る場合は本人の真摯な嘱託又は承諾を必要とするが㋺意識がもうろう状態にあるか又は其の意思を表示することが出来ない場合には本人の嘱託又は承諾を必要としない」 (山内事件被告弁護人 天羽智房「控訴趣意書」, 1962年9月26日)

  ↓

- **【表2】(4)**:「㋑病者の意識がなお明瞭であって意思を表明できる場合には、本人の真摯な嘱託又は承諾のあること。」

  (山内事件名古屋高裁判決, 1962年12月22日)

　前掲の【表3】に示すように、小野論文は本人の意識が明瞭な場合（㋑）よりも、本人が意思表示できない場合（㋺）の方に重点をかけ、その根拠として「安楽死を正当化するものは本人の『意思』ではない。…人間的同情であり、人道主義的な動機である」（㋥）という「慈悲殺」の考え方を打ち出していた。ところが、名古屋高裁判決（【表2】(4)）はここから本人が意思表示できない場合（㋺）と人道主義的な主張（㋥）の部分は敢えて落として本人が意思表示できる場合（㋑）への言及だけを残したものである。従って、本判決は基本的には「本人の真摯な嘱託」をこそ重視したものだと思われる。そう考えると、名古屋高裁判決（【表2】(4)）が小野論文をそのまま受け継いでいるとする見方は、削除されたはずの㋺㋥を読み込んで判決を解釈して

しまっているのではないかと思われるのである。

　また、「〔小野清一郎の〕[17] 学説を参照して安楽死の適法要件を展開した」名古屋高裁判決に対しては、「裁判所が当該事件の解決に直接関係することのない一般原理を展開し、医師に安楽死の許容限界を示し、行為準則を示したことが妥当なのかは、やはり問題」という「古くからの批判」もあったと言うが[18]、このたび前記「控訴趣意書」を入手したことによって、同高裁判決はそのまま「当該事件の解決に直接関係することのない一般原理を展開し」たわけではなく、あくまで当該事件の展開に即して被告弁護人の主張を取り入れながら、安楽死の6要件を示したということも判明した。すなわち、被告弁護人はこの「控訴趣意書」において、小野論文の6要件をほぼそのまま（但し、第4の要件に関しては㈠を削除して）列挙した上で、1950年の東京地裁判決（【表1】①＝「精神的」苦悩を取り除くという理由では「安楽死」は認められないとしながらも、患者の悲痛な苦しみは認めて「嘱託殺人」として裁いた判決）との詳細な比較対照を通して、山内事件はこの①よりも「安楽死に…遙かに接近してゐる」と主張していたのである。

　さらに、名古屋高裁判決（【表2】(4)）が「控訴趣意書」から本人が意思表示できない場合（【表3】㊉）への言及も削除したことから、この要件が示されたのは、脳溢血で倒れ「死にたい」と言ってもがき苦しむ父親に対する慈悲心から殺虫剤を飲ませて父親を殺害するに至った孝行息子たる被告に同情して、本件を何とか「尊属殺人」から「嘱託殺人」に切り替えて減刑するためだったと考えられる[19]。死

にゆく患者本人への慈悲・同情というよりも、むしろその同情から父親を殺してしまった息子の苦悩に対する同情・共感が、この判決を生んだ決定的要因ではなかったかと思われるのである。つまり、判決の基底にあったのは〈家族の苦悩〉だったのである。

　そして、このように〈家族の苦悩〉に対する同情が執行猶予付の判決を下す主要因になっているということは、東海大学病院事件以前の他の関連する裁判（【表１】①及び③〜⑥）においても言えることであるので、これは日本的な特色だと言ってもよいのではないであろうか。

２−２　山内事件名古屋高裁判決から東海大学病院事件横浜地裁判決へ

──安楽死問題の医療化──

　次に、名古屋高裁判決（【表１】②）の６要件が、医師を被告人とする初の事例として注目された1995年の東海大学病院事件横浜地裁判決（⑦）において、積極的安楽死の４要件として修正されたこと（【表２】……»）の意味を探ってみたい。

　同横浜地裁判決は、「〔「医師の手によることを本則と」するという【表２】(5)の要件は〕末期医療の実際に合わせて考えると、一つには、肉体的苦痛の存在や死期の切迫性の認定が医師により確実に行われなければならないということであり、さらにより重要なことは、積極的安楽死が行われるには、医師により苦痛の除去・緩和のため容認される医療上の他の手段が尽くされ、他に代替手段がない事態に

至っていることが必要であるということである。…名古屋高裁判決は、医師の手によることを原則とし、もっぱら病者の死苦の緩和の目的でなされること、その方法が倫理的にも妥当なものとして認容しうるものであることを挙げているが、末期医療において医師により積極的安楽死が行われる限りでは…特に右の二つを要件として要求する必要はない」として、名古屋高裁判決（【表2】）の(3)と(6)の要件を削除し、(5)を❸に変更したのである。

　この修正の意味を考える場合には、「〔安楽死は〕担当医が行うべきであって、近親者が行ってはならない、という点は本判決も、とくに要件として挙げていないが、当然の前提としているところと考えられる」[20]、と言われていることがヒントになるであろう。このように、医師の手によるべきという要件が東海大学病院事件では既に敢えて挙げるまでもない「当然の前提」となっていたというところには、その背景事情として、この間に進行してきた「死の医療化」という現象が考えられるのではないであろうか。山内事件当時（1962年）は、日本ではまだ在宅死が70％近くを占めていたが、1976年を境に在宅死と病院死の割合は逆転し、東海大学病院事件当時（1995年）には医療機関で死亡する人が80％に近づいていたのである[21]。このような「死の医療化」という一般的傾向の中で、〈安楽死問題の医療化〉も起こったと見てよいのではないであろうか。

２－３　東海大学病院事件から川崎協同病院事件へ
──安楽死問題の法化──

　一方、東海大学病院事件横浜地裁判決（【表１】⑦）は傍論におい
て、本件で直接起訴の対象となったのは積極的安楽死（塩化カリウム
製剤の注射等）にあたる行為ではあるが、それも「末期患者に対して
苦痛を除去・緩和するため容認される医療上の他の手段が尽くされ、
他に代替手段がなくなった場合にはじめて、許容されると考えられ
るので、被告人によって右の致死行為に及ぶ以前に患者に対して行
われた行為が、どの程度容認されるものか検討する必要がある」とし
て、「自己決定の理論」と「治療義務の限界」を根拠とする「治療行
為の中止」（いわゆる「尊厳死」）の要件も挙げていた（【表２】Ⅰ）。
そして、次の川崎協同病院事件（【表１】⑧）においては、積極的安
楽死に該当する行為（筋弛緩剤の注射）だけでなく、治療行為の中止
（気道確保のために挿入されていた気管内のチューブの抜管）も起
訴の対象となったことから、むしろこちらの方に焦点が当たること
になったのである（【表２】→）。

　但し、川崎協同病院事件横浜地裁判決は、「終末期における患者の
自己決定の尊重」に対して「人間の尊厳、幸福追求権の発露」という
憲法上の高い地位を与えながらも、末期医療においては患者本人の
意思が確認できない場合が少なくなく、その場合はリビングウィル
や家族など患者の考え方をよく知っている者の話も本人の意思を推
測する有力な手がかりにはなるが、それにもかかわらず本人の真意
が不明な場合には、「疑わしきは生命の利益に」（患者の生命保護を優

先すべき）として、治療中止の根拠としての「自己決定」を非常に制限的に解している。また、同判決は「治療義務の限界」についても、「医師の判断はあくまでも医学的な治療の有効性等に限られるべきである。…本人の死に方に関する価値判断を医師が患者に代わって行うことは、相当ではない」として、医師の判断を限定している。

　そして、本件東京高裁判決（【表1】⑨）は地裁判決を受けて、「患者の自己決定権」と「治療義務の限界」を根拠に有罪判決を下しながらも、前者には「本件患者のように急に意識を失った者については、家族による自己決定の代行か家族の意見等による患者の意思推定かのいずれかに依ることになる」という「限界」があり、後者にも「どの段階を無意味な治療と見るのか」という「問題」があるとして、「いずれのアプローチにも解釈上の限界があり、尊厳死の問題を抜本的に解決するには、尊厳死法の制定ないしこれに代わり得るガイドラインの策定が必要であろう」としている。さらに、こうした判例の流れに、富山県射水市民病院事件 22) 等の関連する事件も相まって、現在では尊厳死法案 23) をめぐる問題に議論の焦点が移ってきている。こうしたことから、東海大学病院事件から川崎協同病院事件（安楽死から尊厳死）への流れは、いわば〈安楽死問題の法化〉を示すものだと見られないであろうか。

　以上、山内事件名古屋高裁判決から東海大学病院事件・川崎協同病院事件への流れを、全体としてまとめるならば、それは〈患者の自己決定権と医師の治療義務の限界を根拠にした安楽死問題の医療化と法化〉が進行してきた過程だと言えるのではないであろうか 24)。

2－4 〈安楽死問題の医療化・法化〉の問題点
──家族の退場──

　しかし、以上のような〈安楽死問題の医療化・法化〉の進行につれて、終末期の問題はそれが元々あったところの生活の場（家族）から離れて、ただ専門家に「お任せ」すればよい問題と化してしまうのではないであろうか。日本における「安楽死・尊厳死」裁判の流れは、以下の如く次第に事件の場面から家族が退場してきた過程として見られるのではないであろうか。

　東海大学病院事件以前の関連する裁判（【表１】①〜⑥）は、すべて家族を被告人とするものであり、先に山内事件を通して確認したように、〈家族の苦悩〉に焦点が当てられていた。また、初めて医師が被告人となった東海大学病院事件[25)]では、問題の焦点が家族から病院のあり方に移ったとはいえ、それでもまだ家族は大きな位置を占めていた。本件被告は本件患者の長男からの執拗な要請を受けて、点滴及びフォーリーカテーテルを取り外し（治療行為の中止）、死期を早める恐れがあることを認識しながら呼吸抑制作用のある鎮痛剤及び抗精神薬を通常量を超えて静脈注射し（間接的安楽死）、さらには除脈・一過性心停止等の副作用のある不整脈治療剤である塩酸ベラパミル製剤を通常の二倍、また心臓伝導障害の副作用があり、希釈しないで使用すれば心停止を引き起こす作用のある塩化カリウム製剤を希釈することなく静脈注射する（積極的安楽死）に至った。ここでは、患者の長男が「殺人教唆」で起訴されていないことを被告弁護

人が問題にするほど、家族は事件の前面に出ていたのである。

　ところが、川崎協同病院事件[26]になると、家族の姿はもうほとんど見えなくなってしまっている。ここでは、「延命を続けることでその肉体が細菌に冒されるなどして汚れていく前に、太郎〔患者〕にとって異物である気道確保のため鼻から気管内に挿入されているチューブを取り去って出来る限り自然なかたちで息を引き取らせて看取りたい」という、医師（被告）の気持ちばかりが目立っている。本件においては、家族の要請があったかどうかで地裁（否認）と高裁（認定）の判断が分かれたことが量刑を分ける決定的要因になったが、その認定に迷うほど家族の影が薄いと言えるのではないであろうか。

　このように日本の「安楽死・尊厳死」裁判の流れは、終末期医療の場における〈家族の退場〉の過程を映し出しているように思われるのである。

おわりに
──〈共苦の親密圏〉の再構築に向けて──

　以上、本論文では、終末期医療において患者本人の意思が強調される度合が増すにつれて、その場面から家族の顔が見えなくなってきたことのもつ問題性を指摘してきた。ただ、このように〈家族の苦悩〉ばかりを強調することは、かえって患者の生命を軽視することにつながるのではないか、という批判を受けるかもしれない。確かに、従来の日本では患者本人の自己決定よりも、家族が決めてしまうことの問題性の方が大きかったであろう[27]。しかし、むしろ社会が「個

119

人化」（少子高齢化）しつつある中で「孤独死」や「孤立死」が問題になってきている現在では、改めて「家族」がもっていた意味を再考する必要性も増しているのではないであろうか。

　といっても、別に、かつてのように家族（例えば嫁）が看取りをすべきであるというようなことが言いたいのではない。家族は相変わらず大事ではあろうが、そもそも家族だけで死にゆく者を看取ることなど、もはやできることではないであろう。核家族化どころか単身世帯化さえ進行しつつある大都市圏では、特にそうである。看取りの場からの〈家族の退場〉が示す問題とは、死にゆく人に同情を寄せ〈共苦〉する人がいなくなってしまうということなのではないであろうか。ダリル・プルマンは、「苦悩は必ずしも痛みの中にある人にのみ限定されるものではない。痛みにある人とライフストーリーを共有する他者も共に苦悩し、その病の体験の意味を理解しようとするかもしれない」として、「たとえ身体的な痛みや喪失感があっても、分厚い親密圏（broad circle of intimates）が美しい尊厳ある死の過程をもたらすような、〈共に苦悩する〉（suffering with）場を与えるのである」、と言っている[28]。孤立しつつある個人だけでなく、家族をも支えることのできるような厚みのある親しい人間関係——死にゆく者と看取る者とが苦悩を共にする〈共苦の親密圏〉[29]——を、地域社会などの場で再構築することが求められているのではないであろうか。

　「自律から苦悩へ」というシェパードの議論の視点から日本の「安楽死・尊厳死」裁判を再検討して見えてきたのは、死にゆく個々人だ

けの「苦悩」にとどまらぬ関係者間の〈共苦〉の不可欠性であった。本論文を〈自律から共苦へ〉と題する所以である。

注

1）死後の問題については，寿台順誠「死別の倫理――グリーフワークと喪の儀礼――」『生命倫理』23（1），2013，14-22頁（本書78-101頁）参照．

2）バージニア大学教授．専門は医事法・生命倫理．*Bioethics and the Law*, Aspen Publishers, 2005(1st ed.), 2009 (2nd ed.), 2013(3rd ed.) の共著者．

3）以下は，Lois Shepherd, Sophie's Choices: Medical and Legal Responses to Suffering, *Notre Dame Law Review*, 72 (1), 1996, pp.103-156 の関連する部分の紹介である．

4）Timothy E, Quill, Death and Dignity: A Case of Individualized Decision Making, *New England Journal of Medicine*, 324 (10), pp.691-694.

5）Or. Rev. Stat. §§127.800-.897 (1999). 同法については，久山亜耶子・岩田太「尊厳死と自己決定権――オレゴン州尊厳死法を題材に――」『上智法学論集』47 (2)，2003，236-219頁参照．

6）Wash. Rev. Code, Ann. §9A. 36.060 (West 1988).

7）Compassion in Dying v. State of Washington, 79 F. 3d 790 (9th Cir. 1996). 本件については富田清美の評釈（『アメリカ法』1997 (2)，1998，

228-232 頁) 参照.

8) Eric J. Cassell, Pain and Suffering, Stephen G. Post ed., *Encyclopedia of Bioethics*, Macmillan Reference USA, 2004, 3rd ed., pp.1961-1969 (=恒藤暁訳「痛みと苦悩」生命倫理百科事典翻訳刊行委員会編『生命倫理百科事典Ⅰ』丸善, 2007, 66-73 頁) 参照.

9) Elizabeth Bouvia v. Superior Court of the State of California for the County of Los Angeles, 225 Cal. Rptr. 297 (1986). 本件については甲斐克則の評釈 (『アメリカ法』1989 (1), 1989, 169-176 頁) 参照.

10) In Re Quinlan, 70 N. J. 10, 355 A. 2d 647 (1976).

11) Cruzan v. Director, Missouri Health Department. 497 U.S. 261 (1990).

12) 関連する判例は, LEX/DB, D1-Law. com, Westlaw Japan から入手した. また, 町野朔・丸山雅夫・西村秀二・安村勉・山本輝之・清水一成・秋葉悦子・臼木豊編著『安楽死・尊厳死・末期医療』信山社, 1997, 2-36 頁 ; 甲斐克則・谷田憲俊責任編集『シリーズ生命倫理学 5　安楽死・尊厳死』丸善出版, 2012, 106-148 頁等参照.

13) 前注 12 の町野他編, 2 頁.

14) 小野清一郎「安楽死の問題」『法律時報』22 (10), 1950, 25-33 頁.

15) 町野朔「違法論としての安楽死・尊厳死──複合的な視点──」『現代刑事法』2 (6), 2000, 41 頁 ; 秋葉悦子 (ホセ・ヨンパルトとの共著)『人間の尊厳と生命倫理・生命法』成文堂, 2006, 150-152 頁等.

16) 尊属殺人については, 三原憲三『尊属殺人と裁判』第三文明社, 1986 ; 谷口優子『尊属殺人罪が消えた日』筑摩書房, 1987 等参照.

17) 〔　〕内は寿台の補足＝以下同様.

18) 町野朔「「東海大学安楽死判決」覚書」『ジュリスト』1072, 1995, 108
頁；平野龍一『刑法総論Ⅱ』有斐閣, 1975, 253 頁.

19) 内田文昭「安楽死──違法阻却事由としての安楽死の成立要件──」『ジュリスト増刊』1973, 37 頁参照

20) 阿部純二「安楽死の問題」『研修』567, 1995, 7 頁.

21) 厚生労働省「医療機関における死亡割合の年次推移」
（http://www.mhlw.go.jp/bunya/shakaihosho/iryouseido01/pdf/tdfk
01-02.pdf）.

22) 射水市民病院事件については, 中島みち『「尊厳死」に尊厳はあるか──
ある呼吸器外し事件から──』岩波書店, 2007 参照.

23) 最近の尊厳死法案をめぐる問題については, 立岩真也・有馬斉『生死の
語り行い1──尊厳死法案・抵抗・生命倫理学──』生活書院, 2012 等
参照.

24) 自己決定権と治療義務の限界の関係については, 町野朔「患者の自己決
定権と医師の治療義務──川崎協同病院事件控訴審判決を契機として
──」『刑事法ジャーナル』8, 2007, 47-53 頁参照.

25) 東海大学病院事件については, 入江吉正『死への扉──東海大安楽死事
件──』新潮社, 1996；永井明『病者は語れず──東海大「安楽死」殺
人事件──』朝日新聞社, 1999 等参照.

26) 川崎協同病院事件については, 須田セツ子『私がしたことは殺人ですか？』
青志社, 2010；矢澤昇治編著『殺人罪に問われた医師　川崎協同病院事
件──終末期医療と刑事責任──』現代人文社, 2008 等参照.

27) 清水昭美「本人の真摯な意志と家族の要請——安楽死・尊厳死・自然死・治療中止と末期医療——」『綜合看護』36 (3), 2001, 75-83 頁参照.

28) Daryl Pullman, Human Dignity and the Ethics and Aesthetics of Pain and Suffering, *Theoretical Medicine*, 23, p.78, p.90.

29)「親密圏」については, 齋藤純一『親密圏のポリティクス』ナカニシヤ出版, 2003, ⅰ-ⅷ頁, 211-236 頁 ; 中筋由紀子「親密圏とケアの論理」『愛知教育大学研究報告. 人文・社会科学編』61, 2011, 101-109 頁等参照.

第3章　安楽死の比較文化論を構想する
——小野清一郎の安楽死論の検討を通して——

——要　旨——

　本論文は、刑法学者・小野清一郎の安楽死論の検討を通して、「安楽死の比較文化論」を構想するものである。小野は安楽死について詳しく研究した人ではないが、その安楽死論には、第一に重要な判例である山内事件名古屋高裁判決（1962年）に影響を与えたこと、第二に社会的合理性と個人の意思を根拠とする近代の安楽死論の批判として意味があること、そして最後に人道主義的慈悲殺論について再考する契機になること、という3つの意義がある。本論文では、これらの意義に関連する問題として、合理主義的議論も、人道主義的慈悲殺論も、どちらも「滑り坂」に拍車をかけるものにも、また逆にそれに歯止めをかけるものにもなりうる両義性をもつということが確認される。そして、各々がどちらの機能を果たすかは「文化」に依るのではないか、従って「安楽死の比較文化論」が必要ではないかという問題が提起される。それから本論文では、関係諸国（東西）の「安楽死・尊厳死」問題を比較する枠組として、「法治」と「徳治」という対抗図式を設定して、アメリカ・日本及びオランダの事例を批判的に検証する。

——SUMMARY——

This article devises "a comparative culture for euthanasia" by reviewing the argument on euthanasia by Seiichiro Ono, a criminalist.

Although Ono did not study euthanasia in detail, there are three main points in his argument: First, it has affected the Nagoya High Court judgment (Yamauchi Case, 1962), an important precedent; second, it has significance as a criticism on modern euthanasia theory based on the social rationality and the individual will; and finally, it is an opportunity to re-consider a humanitarian mercy killing theory. This article confirms that the rational theory and the humanitarian mercy killing theory are ambiguous in that both can spur on "the slippery slope" in some cases and stop it in other, and that this problem is related to these three points. The following problems are raised: Does it depend on the "culture" wherein they function? Therefore, is it necessary to have "a comparative culture of the euthanasia"? Subsequently, this article presents a diagram of the contrasts between the "rule of law" (hochi) and "rule of virtue" (tokuchi) as a comparative framework for "euthanasia and death with dignity" issues in related countries (east and west), and critically examines cases from the United States, Japan, and the Netherlands.

はじめに

　本論文は、日本の代表的な刑法学者の一人である小野清一郎 (1891 年～1986 年) の安楽死論の検討を通して、「安楽死の比較文化論」を

構想するものである。

　とはいえ、小野が特に詳しく安楽死の研究をした人だというわけではない。関連する彼の論考は、日本初の安楽死事件である 1950 年の成吉善事件東京地裁判決の評釈[1] とその関連論文[2] があるだけである。

　にもかかわらず、彼の議論を取り上げるのには、第一に、この議論が 1962 年の山内事件名古屋高裁判決に大きな影響を与えたこと、第二に、近代の安楽死論の批判的検討として意味があると思われること、そして第三に、人道主義的慈悲殺論について再考する契機になると思われること、という意義がある。以下、まずこの三つの意義について順に説明した後、次に「安楽死の比較文化論」の基本的な構想を示したい。

1．小野清一郎の安楽死論の意義

1－1　山内事件名古屋高裁判決に対する影響

　「世界に先駆けて合法な安楽死の一般的な要件を提示したリーディング・ケース」とされる山内事件名古屋高裁判決は、東海大学病院事件横浜地裁判決（1995 年）によって塗り替えられるまで、日本における安楽死裁判の判断基準として機能した[3]。このような重要判例に大きく影響した議論の意味を検討し直してみることは無意味ではないだろう。

　後掲の【表】は、小野の議論が山内事件の弁護人による控訴趣意書

を経て、どのように名古屋高裁判決になっていったかを検討したものである。ゴチックの部分が、小野の議論と名古屋高裁判決の間で異なっている重要な点である。すなわち、第一に、小野は安楽死が人間的な同情から出た行為であると解する限り、医師の行為だけに限るべきではないとしており（(1)＝【表】の番号。以下同様)、控訴趣意書でもそれが繰り返されているが（①）、名古屋高裁判決では反対に、「医師の手によることを本則と」するとされている（❺）。第二に、小野の議論では、本人の意思表示を重視しているというよりも、むしろそれが困難又は不可能な場合には「本人の嘱託又は承諾を必要としない」ということ、そしてそもそも安楽死を正当化するのは本人の意思ではなく、人間的同情であるということが強調されており（(4)）、控訴趣意書にも「本人の嘱託又は承諾を必要としない」場合が明記されているが（④）、名古屋高裁判決には「病者の意識がなお明瞭であって意思を表明できる場合」しか記されていないので、その分だけ本人の意思に基づくべきであるということが強調されていると解されるのである（❹）。

　以上のように、名古屋高裁判決は小野の議論をそのまま受け継いだものと見ることはできない。

【表】

小野清一郎「安楽死の問題」(『法律時報』22巻10号、1950)	山内事件・被告弁護人天羽指号「告訴撤回書」(1962/9/26)	山内事件・名古屋高裁判決 (1962/12/22)
(1)安楽死を行うことは医師に限られるのであろうか。…刑法35条 実の正当の業務行為と通説上評価されるとなっているが、実際上行為を行う医師が医業上多いであろうし、まさに医師を医師を業務行為のみに限らるべきことが通説上…。安楽死を人間的な同情から出た行為のみに限るべきではない。この見解は正しく正当である。	①安楽死は医師の行為ではない。社会観念上正当ではない。まさに医師を医師を業務行為として認められる行為であって、なおその医師の行為だけに限るべきではない。られる行為であってもよい。	❶(一・③一②)病者が現代医学の知識と技術からみて不治の病に冒され、しかもその死が目前に迫っていること
(2)「現代医学の智識及び技術の上から見て、不治又は致命的と判断の見解により不治又は致命的となる。私はさらに死期が切迫しているということを必要とすると思う。…死期が不明であるとき、たとえ不治の病においてであっても、なおこれを尊重しなければならない。ただこれらかる危険状態に陥った場合においては、人道的な意味の安楽死が容認されるであろう。	②死が目前に迫った病者に対して病者の苦痛が甚しく真にこれを見るに忍びざる場合であること	❷(一・②一③)病者の苦痛が甚しく、何人も真にこれを見るに忍びざる程度のものなること
(3)さらに死が目前に迫っているのではいように、常に安楽死を行ってよいというのではない。真に見るに忍びないというような場合でなければならない。(本州判決のように)肉体的苦痛と精神的苦痛とを区別して安楽死を前者に限定することは…相当重要な区別である。精神的苦痛に対しては、主として肉体的苦痛の激烈な場合に対するものである。	③現代医学の知識及び技術が上から見て不治又は致命的と認められること	❸(一・③一⑤)もっぱら病者の死苦の緩和の目的でなされたこと
(4)何よりも本人の意思を表示することができる限りは、その真摯な嘱託又は承諾を必要とするであろうと思うが、本人の嘱託又は承諾を必要とすると考えることは、本人の嘱託又は承諾を示すことができる状態にあるかどうかを問わず…。一方においては本人の嘱託又は承諾がなくとも違法性を阻却する場合がある。安楽死を正当化するものは本人の「意思」ではない。生命の尊重はもとより本人の嘱託又は承諾を同一視することはできない。場合によっては、それらの者の意思に反しても安楽死を本人の嘱託又は承諾と同一視することはできないと考える。	④本人の意識が問明瞭で意思を表示することが出来る場合には、本人の真摯な嘱託又は承諾を必要とすること	❹(一・④一④)病者の意識がなお明瞭であって意思を表明できる場合には、本人の真摯な嘱託又は承諾のあること
(5)安楽死を施用する目的の(動機)は専ら本人の死苦を緩和することでなければならない。(主観的要素)。他の動機から安楽死が混在する区別することは困難が伴がえないが合や得るが、生命の尊重の意思をも含まれが不当性が欠けないと行うことも得られる。…実は、現に多くの医師の意思をと考える。ことを自ら承認している上でももとに安楽死について、私は、明白な死期を早める安楽死のことであろうか。私は、明白な死期を阻害する動機から安楽死は、違法性を阻害する動機から同一視する場合があると考える。	⑤安楽死を施用する目的（動機）は専ら本人の死苦を緩和するにあることで、苦しむ病者に多少の死期が早められることも得られる。ことは、医師又は嘱託があった場合等に対しても安楽死について、早められる死期を早める安楽死は、明白に死期を早める安楽死	❺(一・①一対立)医師の手によることを本則とし、これにより得ない場合には医師によりえない首肯するに足る特別な事情があること
(6)安楽死の方法は倫理的に承認され得るものでなければならない。…現代医学の提供し得る方法のうち最も人道的な例外はありうるとの見るのもその例。なお、現代の医学からこれをコントロールとかのすべきものであるが、むしろこれは安楽死を積極的に容認するものでないのではないかと…かからず。これを施用しないことは実際上の希望の上で…これを今もってこれを安楽死を肯定する論拠として引用される。	⑥安楽死の方法は倫理的に認容される意味で許される行為ではないかと考え得る。現代医学の見地から見て、適当なものでなければならないから行える	❻(一・⑥一⑥)その方法が倫理的にも妥当なものとして認容しうるものなること

129

1－2　近代の安楽死論の批判的検討

　1950 年当時、成吉善事件を契機に書かれた論文は他にもあったが[4]、欧米の議論の紹介に終わっているものが多い中にあって、小野の議論には、西洋の安楽死論に対して日本的・東洋的なオルタナティブを提示しようとする意図が強く出ていた。小野は、原始・古代からの東西の安楽死の歴史を簡単に辿った後、西洋近代の安楽死思想が、自殺を罪とする中世のキリスト教的立場に対して、人間的な合理性を主とするギリシア・ローマの倫理及び法律思想が復活してきたところから生じたものだとして、その最も基礎的な表現を示すものであるトマス・モアの『ユートピア』[5]を取り上げ、西洋近代の安楽死論の基本的な問題構成を次のように確認している。すなわち、そこでは世界観的に安楽死を基礎づけているものは社会的合理性であり、それに個人的意思を重んずるローマ法的な思想を正当化根拠として配することで、安楽死の主張が成り立っている[6]、と。これは今日の安楽死・尊厳死の考え方にも受け継がれているものだと思われるので、このように近代の安楽死論の構成を確認しておくことは、極めて重要なことだろう。

　そして、以上の確認をした上で、小野は西洋近代の安楽死論には次のような問題があるとしている。すなわち、社会的合理性によって安楽死を根拠づけることは、個人の存在を社会・国家に対する有用性によって評価することで、その意味では集団主義・超個人主義と言えるものであるが、今日では個人の生命の尊重は普遍的人類的な文化として公共社会の基本的要請となっていて、生命は個人的にも国家的・

公共的にも最も重大な法益であるので、現代の倫理と法は自殺や安楽死を原則として否定するものであり、また、歴史的に個人の意思を重要視してきたのはストア派の倫理思想で、その影響下でローマ法は個人的意思に効力を認め、「承諾は不法を阻却する」という意思主義的法制を発展させたけれども、公法である刑法においては「承諾が不法を阻却しない」のが原則なので、本人の承諾・嘱託をもって安楽死を合法化する根拠とすることはできない[7]、と。要するに、集団主義的にも個人主義的にも、安楽死は十分には基礎づけられないというのである。

1－3　人道主義的慈悲殺論の再考
1－3－1　オルタナティブとしての人道主義的慈悲殺論

　西洋近代の安楽死論に対して以上のような批判を展開した後、小野はそれに対するオルタナティブとして、人道主義的な慈悲殺論を展開している。すなわち、安楽死にはもう一つ別の倫理的要求があって、それは「人間的苦悩に対する同情」、東洋の言葉でいえば「慈悲又は惻隠の心」、近代の観念でいえば「人道主義」であり、それもまた「普遍的な文化そのものの要請」であるが、それは実は近代の安楽死思想にも内在している重要な動機であったにもかかわらず、トマス・モア以来、社会的合理性の面ばかりが強調されてきた[8]、というのである。

１－３－２　人道主義的慈悲殺論に対する批判

　勿論、こうした主張に対しては批判がある。すなわち、このように人間的同情によって殺害を正当化する小野の論理は、ナチス政権下で合法的に行われた「生きるに値しない生命」の慈悲による抹殺と同一のもので、ナチスの安楽死に理論的根拠を与えたビンディングの論文に依拠するものであったし、また、そのような小野の慈悲殺論に基づく名古屋高裁判決も、ナチスの非人道的な行為への真摯な反省から出発した第二次大戦後の国際社会に逆行するものであった[9]、という批判である。

　しかし、こうした批判にはいくつかの誤解があると思われる。まず、小野の論文はビンディングの議論に依拠したものではない。というのは、小野はビンディングの論文[10]について、「「生きる価値なき生命の滅却の許容について」といふその標題からも明らかであるやうに、大体合理主義的な考へ方である」[11]として、基本的にはこれを西洋近代の合理主義の系譜に立つものとして批判的に見ているからである。確かに小野はビンディングの議論にも人道主義的な要素があったとしているが、それは小野自身の議論を補強するために、よく読めばビンディングの論文にもそうした要素があったと言っているにすぎない。また、ビンディングの議論がナチスの安楽死に直接影響を与えたかどうかには疑問も呈されている[12]。さらに、小野の議論と名古屋高裁判決には重要な点で違いがあることは前記の通りである。

1−3−3　人道主義的慈悲殺論の意図

　ところで、小野の人道主義的慈悲殺論とナチスの安楽死を同一視する批判には、小野のような議論こそが「滑り坂」(slippery slope)に拍車をかけるものだという意味が込められているように思われる。しかし実は小野は、「この人道主義的な立場は、生命の尊重を鉄則として認めつつ、例外的な場合として、人道的な同情惻隠から座視するに忍びない安楽死を肯定しようとする。だから、その範囲は、トマス・モア的な、或はその線上にある最近の英米における安楽死法案などのやうに広いものではなく、より狭く限定されたものでなければならない」[13] と言っており、むしろ社会的合理性を根拠に個人の意思によって正当化する欧米流の議論こそが、安楽死を広く許容しすぎると見ていたのである。

　このことから次のようなことが言えるだろう。すなわち、個人の意思に基づく合理主義的な議論であれ、人道主義的な議論であれ、いずれも「滑り坂」に拍車をかけるものにも、また逆に歯止めをかけるものにもなり得る両義性をもつ議論だということである。が、それならばそれらが特定の時と場においてどちらの機能を果たすのかを決める要因は何かというと、それは「文化」なのではないかといった問題が、問うべき問題として出てくるのではないだろうか。そこで、「安楽死の比較文化論」が必要になってくると思うのである。

1−3−4　安楽死と仏教

　ただ、「安楽死の比較文化論」の基本的な構想を示す前に、小野は

以上の人道主義的慈悲殺論を仏教の慈悲の立場からも容認できるという議論も展開しているので、それをここで取り上げておきたい。

　小野は日本を代表する刑法学者であるとともに、仏教に関する多くの著作を残した「仏教研究者」でもあった [14]。刑法学と仏教学の接点を示す戒律（パーリ律蔵）の研究においては、原始仏教では安楽死が否定されていたことを確認している [15]。そして、仏教における「安楽」とは精神的寂静（涅槃）のことなので、人為的な生命の短縮を「安楽死」と呼ぶことは語の濫用であり、冒涜でさえあると述べている [16]。

　にもかかわらず、他方で小野は、もはや救う方法のない肉体的苦悩を取り除いてやろうとする人道主義的な安楽死を、慈悲の精神から肯定する余地もあるとしている。すなわち、人生を苦・無常・無我として否定する（現存の生命を単純に肯定するものではない）仏教の立場からは、近代的な人道主義（人間的同情）は「浅はかな人間的まよひ」にすぎないかもしれないけれども、仏教の慈悲はそうした同情とまったく別物ではなく、人間的同情を超えながらそれを包むものだと言える [17]、というのである。

　このような立場から主張された人道主義的慈悲殺論は、やはり単に殺人を正当化するものであったにすぎないナチスの「恩寵の死」（Gnadentod）と同一のものとは言えないだろう。というのは、小野の仏教的安楽死論は、原則的には安楽死を「人間的まよひ」として否定しながらも、例外的な場合にのみ「慈しみ」（maitrī）と「悲しみ」（karuṇā）をもって受容するという意味に受けとめられるもので、む

しろ「滑り坂」に歯止めをかけようとするものだと解することができるからである [18]。

２．安楽死の比較文化論を構想する
──法治と徳治──

２－１　安楽死論における法治と徳治

さて、「安楽死の比較文化論」の基本的な構想を示すことにしたいが、その理論的な枠組としては「法治と徳治」という概念を用いて、関連する諸問題を整理することができるのではないかと思われる。

これは、小野が近代の安楽死論の「最も基礎的な表現」として挙げていたモアの『ユートピア』が、徳治主義的な部分をもちつつも、基本的には法治主義を表すものである [19]、と言われていることから考えたものである。すなわち、それがユートピアを「すくない法律で万事が旨く円滑に運んでいる、したがって徳というものが非常に重んじられている国」[20] としているところからは、一見、東洋的な「徳治思想」を想起させるが、しかし、ユートピア人の法律が「その数からいえばごく少い」のは、「彼らのように法律的な訓練の行届いた国民にとっては、それで充分」だからであり、「ユートピアでは一人一人がみな優れた法律家」だからであるとモアは言っており [21]、ここには「法治主義」が表明されているというのである。このことから、小野が言うところの、社会的合理性を根拠に個人の意思によって正当化された西洋近代の安楽死論とは、一種の「法治主義」を表すもの

だと言えるのではないだろうか。

　そして、そのような近代の安楽死論に対して、前記のように小野は「惻隠の心」を対置させていたのであるが、「惻隠の心」とは「羞悪の心」「辞譲の心」「是非の心」とともに、人が普遍的に具えている道徳心として孟子によって説かれた「四端の心」の第一に位置するもので、「仁」の「端」（はじめ・端緒・いとぐち）であるとされているものである[22]。従って、小野の人道主義的慈悲殺論は、「法治主義」に対抗して一種の「徳治主義」を主張するものだと見ることもできるのではないだろうか。

２－２　法治と徳治という区分の批判的活用

　但し、一応、以上のように、社会的合理性と個人の意思を根拠とする近代の安楽死論を「法治主義」、人道主義的な慈悲殺論を「徳治主義」と区分することができるとしても、この区分は「西洋＝法治／東洋＝徳治」という通俗的な図式で問題を片づけるために使用すべきものではないと思われる。そのような使用法は単に、実際には様々な問題を抱えている洋の東西の文化的現状を正当化するためにしか役立たないからである[23]。そこで、本論文ではこの区分を、むしろ各国の安楽死・尊厳死の現状を批判的に検証するための理論的枠組として活用すべきであるということを提案してみたい。以下、この枠組を使って、アメリカ・日本・オランダの順で各々が抱える問題点を指摘しておきたい。

２－２－１　アメリカにおける「徳治」の必要性

　アメリカについては、まず本人の意思に関する友人の証言が決め手となったナンシー・クルーザン事件を取り上げておきたい。本件に関する旗手俊彦の次の指摘は重要だと思われる。すなわち、旗手は、本件のドキュメンタリー番組（1992 年 3 月 10 日放映の NHK スペシャル「わが愛する娘に死を」）において、ナンシーがどのようなコンテキストで延命治療中止の意思を示したのかなどが報道されなかったことを批判して、「事故前の陽気かつ快活なナンシーと事故後のベッドに伏したままのナンシーとの落差があまりに大きく、しかもそれが一瞬の出来事であったために、家族はその落差を受け止めることができず、その悲しさに耐えることができずに、治療の打ち切りを希望した。これが偽らざる事実であろう。そうであるとすれば、その家族の苦しみとは患者ナンシー・クルーザンの死をもってしか取り除くことができなかったのか否かが本件の真の争点として論争が展開されるべきであったといえよう。ナンシー本人の自己決定権にもとづく治療打ち切りというフィクションとしてのオーソドックスな判断理論に固執するあまり、結果的にナンシーの生きる権利を侵害してしまった危険性を、本件ははらんでいるのである」[24]、としているのである。

　これは、アメリカのように、より法的に問題を解決する傾向が強いところでこそ、法手続的に本人の意思確認さえすれば事足れりとするのではなくて、それ以前にもっと考えるべき問題があるのではないか、という問題提起として受けとめられるだろう。というのは、旗

手は以上の引用の前の部分で、本人の自己決定権に基づく治療中止という本件の「司法判断の基本姿勢は、死の自己決定に関する医療・生命倫理学的な議論状況の中で、いわば必然的に要請されてきた」ものであることを確認した上で、しかし「クルーザンは本当に生命維持治療の打ち切りを望んでいたのかという疑問がある」として、議論を以上の「本件の真の争点」につなげているからである [25]。つまり、この議論は、本人の自己決定権を根拠にせざるを得ない「法理」の流れを確認する一方、しかしそれだけでは「真の争点」は明らかにならないと言っているように読めると思うのである。そして、それならば、これはさらに、「法」以前にもっと「徳」の領域をこそ重視すべきである、という指摘として受けとり直すこともできるのではないだろうか。が、これを「法」と「徳」の問題として捉えることは、総じて「安楽死から尊厳死へ」の歴史的な流れを「徳治から法治へ」として捉え直すことの中で意味をもっていることだと思われる。

　これについては、古代以来の長期にわたる歴史を辿り、また安楽死及び尊厳死の法を詳細に研究した『安楽死から尊厳死へ』において、宮野彬が安楽死及び尊厳死について、以下のような基本的な性格づけを与えていることが参考になるだろう。

　まず安楽死について、宮野は「個人的生命の尊重の理念を原則的に承認しながらも、死の問題の極めて例外的な一つの場合として、人道的な同情惻隠から座視するに忍びない耐え難い肉体的苦痛に苦悩する末期の患者に対する安楽死を肯定してもよいのではないか」という「人道主義的要請」に基づく肯定論があることを述べた上で、しか

し、「このような人道主義的動機そのものには、犯罪の成立を否定する効果が認められない点では、意見の一致をみる。法律上は、最良の動機に刺激されておこなわれた殺人といえども処罰を免れないと解されているために、安楽死に伴う人道主義的な動機は、単に処罰の厳格さをゆるめる働きをもつにすぎない」と言っている [26]。このような説明から、安楽死を肯定する論理は元来「徳治主義」的なものなのであって、「法治主義」の範囲内に収まるものではないと解することもできるのではないだろうか。

　一方、医療技術の発達によってただ生命を意味なく伸長させることで、かえって患者の苦しみを増すような状況に対して登場した「生命維持装置の停止」による尊厳死について、宮野は「従来の分類における消極的安楽死のレッテルをはらずに、言葉を新たに工夫した点で、その実体も異なるものとみてよいとおもう。尊厳死は、別名、「死ぬ権利」といういい方の中で説明される場合もある。これは、アメリカにおける最近の権利意識の高揚と深い関係をもつ」として、「尊厳死の立法化の努力が急速に高まってきた」と説明している [27]。こうした説明は、尊厳死というものが安楽死に比べ、「権利」の問題として、より法的な思考に由来するものであることを示していると思われるのである。

　尊厳死の出発点はカレン・アン・クインラン事件だったが、本人の意思確認に関する法手続の重要性を示したという意味では、ナンシー・クルーザン事件は、まさしく「法治主義」を表すものだったと言えるだろう。しかし、前記のように本件については、むしろもっと

「徳」を重視すべきだったと読める指摘もなされていたのである。

２－２－２　日本における「法治」の必要性

　それならば日本はどうかというと、日本ではアメリカと逆のことを言わねばならないだろう。というのは、東海大学病院事件以来、医師の手による安楽死・尊厳死関連のいくつかの事件が起こってきたが、そこでは医師の感情論（「独自な道徳観念」とでも言うべきもの）ばかりが目立っていて、本人の意思確認などまったく置き去りにされてきたと思われるからである。

　例えば、1996 年 4 月に末期癌で入院していた昏睡状態の患者に医師（当時の院長）の独断で筋弛緩剤を投与し死なせたとして、殺人容疑で書類送検された京都・京北病院事件（不起訴）では、当該医師は同年 6 月の記者会見で、「私には、患者を安楽死させてあげたいという気持ちがあった」「本人の意思確認が必要だ、と法律家は言うが、できない場合が多い。…医者は人の病気を治すのが仕事だが、生から死へすみやかに移行させるのも仕事だと思う」などと述べていたが、コメントが二転三転する中で行われた 11 月の会見では、「本来、医者は 3 人称の立場。その場の雰囲気に引き込まれ、家族と同じ 2 人称の立場に近くなってしまった」けれども、しかし「何も患者の手を引っ張るようにして死を早めたのではない。手を支えて楽にゴールまで連れていっただけ」と述べており [28]、これに対しては、「痛みをすでに感じられなくなっている患者から「安楽」に死なせることがなぜ必要なのか、我々は理解に苦しむ。家族なら、そうした場合夫に対す

る感情移入から、患者に苦しみがあると感じても同情されるが、医師にはそうした感情移入は許されない」[29]、という批判がなされている。

　医師が患者の気管内チューブを抜き、筋弛緩剤を投与して死亡させたとして、殺人罪に問われ有罪判決が確定した 2002 年 4 月の川崎協同病院事件では、「延命を続けることでその肉体が細菌に冒されるなどして汚れていく前に、B〔患者〕にとって異物である気道確保のため鼻から気管内に挿入されているチューブを取り去って出来る限り自然なかたちで息を引き取らせて看取りたい」[30]、という当該医師の気持ちばかりが目立っているように思われる [31]。この医師は事件後の著書で、なぜ他の医師に相談せず一人で延命中止を決めたのかという疑問に対して、「率直にいって、延命治療の中止については、私は当時もいまも、部外者と相談する内容だと思っていません。多人数で相談すればするだけ、中止はできなくなります」[32] と言っているが、これでは、医師の行為には、どのような歯止めもかからなくなってしまうのではないだろうか。

　2000 年から 2005 年にかけて、7 人の患者が外科部長によって人工呼吸器を取り外され死亡したとされた射水市民病院事件（書類送検されるも不起訴）に関しては、家族を集めて「呼吸器外しの儀式」をしていた当該医師自身が多くのメディアに登場し、自分のしたことについて、例えば「いかに自然な状況に戻してあげるかという処置にすぎない。…お見送りの機会というのは、主治医であれば、出来ればその機会にいてあげたい。そしてなおかつ、御臨終の言葉を発せられるのも私ですから、最後に患者さんの瞳孔が散大されたときに、最期

の網膜にうつる姿は私の顔であってほしい、そういう想いが私の中にありましたので、（看取った患者の数が一〇年間に五〇〇人前後まで）数がそれだけ増えたというのは、それだけ有り難い経験をさせていただいた」などと述べたことに対して、「医師としての独善、パターナリズム、ここに極まれり」という批判がなされている[33]。

以上のような事例を通して考えるならば、このように本人の意思確認など置き去りにされている日本では、問題が医療化され主導権が医師の手に移る度合が強くなるほど、実は「法治」こそが不可欠なものになってくるのではないだろうか[34]。

2－2－3　オランダをどう見るか？

最後に、「法治と徳治」という観点からオランダについて触れておきたい。

オランダでは、ホームドクター制度という医師と患者の信頼関係の上に、安楽死が法制化されているということは、一般的に言われていることである[35]。これはいわば「信」という「徳」に支えられて「法治」が成立していると受けとめられるのではないだろうか。しかしながら、オランダもそのまま「ユートピア」であると言うわけにはいかないだろう。以下の二点の問題が指摘されている[36]。

第一に、精神的苦痛による安楽死が認められているオランダに関しては、精神疾患や認知症患者の安楽死をどのように運用するのか、これを安易に認めると「滑り坂」に拍車をかけることになるという課題があるというが、これは要するに、オランダの安楽死においては真

に「同意」原則が保障されているのかという問題だと思われる。「死に面した患者がなす判断は理性的な判断なのだろうか」[37] という根本的な疑問があるのである。「同意」が保障されているかどうかという問題は、「法治」の問題として捉えられるのではないだろうか。

　第二に、オランダにおいても医師に安楽死を行う義務はないことから、ホームドクターに代わる安楽死専門のクリニック（安楽死外来）が登場しており、これについては、「信頼関係のない場では、「死」の機械化・自動化が起こらないだろうか」、という不安が表明されている [38]。これは、長年かかって構築されてきたオランダにおける医師と患者の信頼関係という「徳」の崩壊につながる恐れがあるということだろう。その意味において、これは「徳治」の問題として捉えられるのではないだろうか。

おわりに

　以上、本論文においてはまず、小野清一郎の安楽死論の検討を通して、諸国（洋の東西）の安楽死に関わる思想と法制を比較検討するために、「安楽死の比較文化論」が必要であるということを述べた。次に、その基本的な構想として、単に諸国の文化を正当化するためではなく、むしろ各国の抱える課題を批判的に検証して克服するために活用すべきものとして「法治と徳治」という理論的枠組を立てることを提案し、実際にこれに基づいてアメリカ・日本及びオランダの安楽死・尊厳死が抱える課題を検討してみた。

　ただ本論文はまだ試論の段階を超えるものではない。今後さらに

問題を深めていきたいと考えている[39]。

注

1）小野清一郎「安楽死に関する判例評釈」『判例タイムズ』5, 1950.

2）小野清一郎「安楽死の問題」『法律時報』22 (10), 1950 (『刑罰の本質について・その他』有斐閣, 1955 に再録).

3）寿台順誠「自律から共苦へ──日本における「安楽死・尊厳死」裁判の再検討──」『生命倫理』24 (1), 2014, 119 頁 (本書 109-110 頁).

4）岡垣学「安楽死に関する諸問題」『法学新報』57 (3-5), 1950；加藤隆久「刑法上における安楽死」日本弁護士連合会誌 1 (2-7), 1950；木村亀二「安楽死と刑法」『法律タイムズ』4 (5), 1950；瀧川政治郎「安楽死を論ず」『法律タイムズ』4 (3), 1950.

5）トマス・モア (平井正穂訳)『ユートピア』岩波書店, 1957, 160-161 頁.

6）注 2 の小野, 1950, 27-29 頁.

7）注 2 の小野, 1950, 29-30 頁.

8）注 2 の小野, 1955, 210 頁.

9）秋葉悦子 (ホセ・ヨンパルトとの共著)『人間の尊厳と生命倫理・生命法』成文堂, 2006, 151-152 頁；町野朔「違法論としての安楽死・尊厳死──複合的な視点──」『現代刑事法』2 (6), 2000, 41 頁.

10）カール＝ビンディング・アルフレート＝ホッヘ (森下直貴・佐野誠訳著)『「生きるに値しない命」とは誰のことか──ナチス安楽死思想の原典読む──』窓社, 2001.

11) 注2の小野, 1950, 30頁.

12) 注10のカール＝ビンディング他, 2001, 108頁, 123頁, 143頁；佐野誠「ナチス「安楽死」計画への道程——法史的・思想史的一考察——」『浜松医科大学紀要。一般教育』12, 1998, 14頁；宮野彬「ナチスドイツの安楽死思想——ヒトラーの安楽死計画——」『法学論集』（鹿児島大学）4, 1968, 124-125頁, 150頁；宮野彬『安楽死から尊厳死へ』弘文堂, 1984, 317-318頁.

13) 注2の小野, 1950, 30頁（＝小野は「トマス・モーア」という人名表記をしているが, 統一のためより一般的な表記に書きかえたことをお断りしておきたい）.

14) 小野の仏教に関する著作は『仏教と法律——小野清一郎博士論文集——』（宗教法制研究所紀要, 34）愛知学院大学宗教法制研究所, 1987に挙げられている.

15) 長井真琴・上田天瑞・小野清一郎『仏教の法律思想』大東出版社, 1932, 138頁.

16) 注2の小野, 1950, 30頁.

17) 注2の小野, 1950, 30-31頁.

18) 査読者の御一人から, 法学者の場合, 宗教や文化に関する文章を書いていても, それは必ずしもその人の法律学と親和的であるとは言えないという趣旨のコメントをいただいた. しかし小野の刑法理論は「根本的に道義的なものである. 行為者の道義的責任は, 仏教的な業（カルマンkarman）の考え方をもとにした, 決定されながら決定するという消息によって基礎づけられる」（団藤重光「小野清一郎先生の人と学問」『わが

心の旅路』有斐閣，1986，331 頁）と言われているもので，特に彼の応
報刑論は仏教の業思想と切り離しては理解できないものではないかと
思われる（小野清一郎「わが道，刑法学」『刑法と法哲学』有斐閣，1971，
467 頁等参照）．従って，小野の人道主義的慈悲殺論にも彼自身の仏教信
仰が影響していると見ることに無理はないだろう．

19) 角田猛之『法文化の探求──法文化比較にむけて──』法律文化社，2005
〔補訂版〕，「文献案内」の 6-9 頁．

20) 注 5 の 74 頁．

21) 注 5 の 169-170 頁．

22)「惻隠の心は，仁の端なり。羞悪の心は，義の端なり。辞譲の心は，礼の
端なり。是非の心は，智の端なり。是の四端あるは，猶其の四体あるが
ごときなり。」（小林勝人訳注『荀子（上)』岩波書店，1968，139-142 頁）；
『岩波哲学・思想事典』岩波書店，1998，655-656 頁．

23) また，「西洋＝法治／東洋＝徳治」という図式はあまりに単純であろう．
実際には，西洋にも徳治主義は見られるし，また東洋にも法治主義の伝
統はあったと言われているのである（大木雅夫『日本人の法観念──西
洋的法観念との比較──』東京大学出版会，1983，215 頁，233-234 頁）．

24) 旗手俊彦「死の自己決定と積極的安楽死」坂井昭宏編著『安楽死か尊厳
死か』北海道大学図書刊行会，1996，47 頁．

25) 前注，45-46 頁．

26) 宮野　彬『安楽死から尊厳死へ』弘文堂，1984，3-4 頁．

27) 前注，7-10 頁。但し，1984 年に出された宮野の著書が「尊厳死（の立
法化)」として論じているのは専ら「延命治療の停止」（1976 年以来カリ

フォルニア州をはじめ諸州で成立した「自然死法 Natural Death Act」）の問題であるが，その後，オレゴン州等で立法化された「尊厳死法」（Death with Dignity Act）は「医師による自殺幇助」（physician-assisted suicide）を認めるものである。このように，「あくまでも死の動機が尊厳をめぐっていれば尊厳死には消極的安楽死だけではなく、医師による自殺幇助や積極的安楽死も含まれうる」（小松美彦『生権力の歴史──脳死・尊厳死・人間の尊厳をめぐって──』青土社，2012，27頁）のに，日本では一般に「尊厳死＝消極的安楽死」とされる傾向があることは問題だろう。

28) 植村卍「「京北病院安楽死事件」に関する倫理学的考察（1）」『人文学部紀要』15，1997，134-135頁，142-143頁.

29) 植村卍「「京北病院安楽死事件」に関する倫理学的考察（2）」『人文学部紀要』16，1998，112頁.

30) 横浜地判平成 17・3・25（『最高裁判所刑事判例集』63（11），2058頁＝〔　〕は筆者の補足）.

31) 但し，本件抜管が家族の要請でなされたか否かにつき，一審判決はそれを否認し（注 30，2100-2126頁），二審判決ではそれが認定されている（同前，2146-2150頁）ことを付記しておきたい.

32) 須田セツ子『私がしたことは殺人ですか？』青志社，2010，40頁.

33) 中島みち『「尊厳死」に尊厳はあるか──ある呼吸器外し事件から──』岩波書店，2007，14頁，66-68頁,

34) 査読者の御一人から，この主張が，以前（注３）筆者が「安楽死問題の法化」現象を批判していたこととどう関係するのかという趣旨のコメン

トをいただいた．これに関しては，「法化」（legalization）が事実の傾向性を示す概念であるのに対して，「法治」（rule of law）はあるべき規範を示す概念であるという違いがある．以前の論文は関連する裁判から読み取った一つの傾向性を指摘したものである．しかし，その後，尊厳死法案も提出さえされず，思ったほどには「法化」は進行していない反面，本文に記したような法軽視の事例が今後も起こる恐れは少なくなっていないように思われる．従って，現時点ではむしろ「法治」の必要性を強調すべきではないかという方向に，筆者の考えが移ってきたというしだいである．また，その意味において現在では，小野の議論も（ナチスと同一としてではなく）そのような日本の現状を免罪してしまう恐れのある議論として，批判されるべきかもしれない．

35) オランダの安楽死に関しては，特に盛永審一郎「ベネルクス三国の安楽死法の比較研究（1・2）」『理想』691・692, 2013・2014 ; 甲斐克則「オランダの安楽死の現状と課題」『理想』692, 2014 に依っている．

36) 以下の問題の整理は注 35 の甲斐, 2014, 27 頁による．

37) 注 35 の盛永, 2013, 167 頁．

38) 注 35 の盛永, 2013, 161 頁;盛永, 2014, 11 頁．

39)「法治」「徳治」という概念を使用したことにつき，査読者の方々から，安楽死論では別の表現を考えた方がよい，また，安楽死論には限定されぬ刑法理論・近代法理論全体の検討が必要になる，といった趣旨のコメントをいただいた．しかし，このような大きな問題は本論文で答えきれる問題ではないので，今後の課題とさせていただきたい．

第4章　安楽死の法的問題と仏教の倫理
─小野清一郎の安楽死論と仏教的応報刑論─

（和文要旨）

　本稿では、日本の代表的刑法学者の一人で熱心な真宗門徒でもあった小野清一郎（1891 年〜1986 年）の、安楽死論と仏教的応報刑論の関係を検討する。

　小野は日本初の安楽死事件・成吉善事件東京地裁判決（1950）に関連する論文で、社会的合理性と個人の意思に基づく西洋近代の安楽死論に対する東洋的・日本的オルタナティブとして、同情・惻隠に基づく人道主義的慈悲殺論を提示し、それを仏教の慈悲によっても容認できるとした。

　ところが、小野は安楽死問題が自身の仏教的応報刑論とどう関わるかは記していない。彼は「目的刑論」に対抗して「応報刑論」を唱えた代表的論者だが、彼の議論は「目には目を、歯には歯を」という「同害報復」ではなく、仏教の業論（因果応報）によって犯罪行為の道義的責任を根拠づけるものだった。

　結局、安楽死に関しては、すべて慈悲によって違法性を阻却する理論よりも、個々の行為の責任に基づき合法・違法を判断する責任阻却論の方が仏教倫理には適合的である、という結論が導き出される。

(SUMMARY)

This article examines the relationship between the theories of euthanasia and Buddhist retribution put forth by Seiichiro Ono (1891-1986), who was one of the representative Japanese scholars of criminal law of his time and a devout believer in Shin Buddhism (*Jōdo Shinshū*).

In his paper written on the occasion of the Tokyo District Court judgment of the Sung Kil-sun case (1950), which was the first Japanese euthanasia case, Ono propounded a humanitarian mercy-killing theory based on compassion (*dōjō, sokuin*). This theory is meant to serve as an Oriental and Japanese alternative to the modern Western euthanasia theory based on social rationality and individual will. He also argued that euthanasia could be accepted as a form of Buddhist mercy.

However, Ono did not deal with the manner in which the problems of euthanasia relate to his own theory of Buddhist retribution. He was the representative scholar who insisted on " *Theorie der Vergeltungsstrafe* (the theory of retribution)," which was opposed to "*Theorie der Zweckstrafe* (the theory of consequentialism)." However, he based the moral responsibility of criminal acts on the Buddhist karma theory (*gōron, ingaōhō*), and not on the idea of "*lex talionis* (the law of retaliation)" —the idea of "an eye for an eye, a tooth for a tooth."

The present article concludes that, according to Buddhist ethics, the legality or illegality of euthanasia should be judged on the moral responsibility of each individual's act (*Schuld-ausschließungsgründ*), rather than on eliminating illegality (*Rechts-widrigkeitausschließungsgründ*) through an appeal to mercy.

はじめに

安楽死に対する仏教の立場を、初期仏典などを用いて検討した研究はあるが[1]、安楽死に関する現行法規（近代法制）と仏教のあり得る関わりについて検討した研究は、ほとんどないだろう。本稿では、日本近代の代表的な刑法学者の一人であると同時に、熱心な真宗門徒として仏教関係の著作も少なからず残した小野清一郎（1891 年～1986 年）の安楽死論と仏教的応報刑論とが、どのように関係しているのかを検討することにしたい。

1. 安楽死論

小野は特に安楽死を詳しく研究した人だというわけではない。関連する小野の論考は、日本初の安楽死事件である成吉善（Sung Kil-Sun）事件東京地裁判決（1950 年）の「評釈」[2]と本件に関連する「論文」[3]（＝以下「安楽死論文」）が一つあるだけである。にもかかわら

ず、小野の「安楽死論文」には、以下に述べるような三つの意義がある[4]。

1-(1)　山内事件名古屋高裁判決への影響

　小野の「安楽死論文」の第一の意義は、「世界に先駆けて合法な安楽死の一般的な要件を提示したリーディング・ケース」[5]と言われている山内事件名古屋高裁判決（1962 年）に大きな影響を与えたことである。山内事件名古屋高裁判決は、東海大学病院事件横浜地裁判決（1995 年）によって塗り替えられるまで 30 年以上にわたり、日本における安楽死裁判の基準として機能した（文末 169 頁の【表 1】参照）。

1-(2)　人道主義的慈悲殺論の提示

　小野の「安楽死論文」の第二の意義は、西洋近代の安楽死論を批判的に検討し、東洋的・日本的なオルタナティブとして「人道主義的慈悲殺論」を提示していることである。

　1950 年当時、成吉善事件を契機に書かれた他の諸論文[6]と比べて、小野の議論には西洋近代の議論に対する東洋的・日本的オルタナティブを提示しようとする意図が強く出ていた。小野は原始・古代以来の安楽死の歴史を辿った上で、西洋近代の安楽死思想が、自殺を罪とする中世のキリスト教的立場に対して、人間的な合理性を主とするギリシア・ローマの倫理・法律思想が復活してきたところから生じたもので、近代の最初の基礎的な文献としてトマス・モアの『ユートピ

ア』[7]を挙げ、そこでは社会的合理性を根拠に、それを個人的意思によって正当化する形で、安楽死の主張が成り立っていると言っている[8]。

　小野はこれに対して、今日では、生命の尊重が普遍的な要請となっているので、個人の意思、つまり本人の承諾・嘱託をもってしても安楽死を合法化する根拠とはならないと批判した上で[9]、しかし、安楽死にはこれを認めざるを得ないもう一つ別の倫理的要求があって、それが人間的苦悩に対する同情、東洋の言葉でいえば慈悲又は惻隠の心、近代の観念でいえば人道主義であり、それもまた普遍的な要請だとして、人道主義的慈悲殺論を提示しているわけである[10]。

1-(3)　人道主義的慈悲殺論の仏教的正当化

　小野の「安楽死論文」の第三の意義は、以上の人道主義的慈悲殺論の仏教的正当化を試みていることである。これは、本稿においては最も重要な意義である。

　これは少し複雑な論理構造になっている。というのは、小野はパーリ律蔵から次のような事例を示しながら、もともと原始仏教では安楽死は否定されていたと言っているからである。すなわち、ある比丘が刑場で罪人が死刑にされるのを見て、行刑者にこの男を苦しめずに一撃で殺せと言ったのは最も重い波羅夷罪（出家者に課される戒律の内、僧団永久追放に値する最も重い罪＝邪婬・偸盗・殺生・妄語が該当）とされたといった事例である[11]。そして小野は、元来仏教における「安楽」とは精神的な「さとり」から来る安楽（精神的寂静・

涅槃）であるので、人為的な生命の短縮を「安楽死」と呼ぶのは言葉の濫用であり、冒瀆であるとさえ言っている[12]。

　しかし、それにもかかわらず、小野は、仏教的信仰の立場からはなお安楽死を肯定する余地があるとして、次の二つの理由を挙げている[13]。

　第一は、仏教はもと慈悲を根本としており、生命を尊重するのもこの慈悲心からであるが、現実の人間生活では、もはや救う方法のない苦悩、特に肉体的苦痛を物質的な方法でとり除いてやろうとする近代的な人道主義の精神を、仏教的慈悲の立場においても許容してよいのではないか、ということである。慈悲は単に人間的同情ではなく、それよりも遙かに深いものではあるが、人間的同情と別ものではなくて、人間的同情を超えながらそれを包むものである、と小野は言うのである。

　それから第二に、実は仏教は現存の生命を単純に肯定するものではなく、むしろ人生を苦・空・無常・無我として否定するものである。しかし、そのようにして絶対に人生を否定するところに、かえってその絶対の肯定が成り立つものであるという、生死即涅槃・煩悩即菩提といった大乗仏教における否定即肯定の論理においては、近代的な人道主義はなお浅はかな人間的まよいであるかもしれないけれども、それはそれとして許容されるのではないか、と小野は言うのである。

1-(4)　「安楽死論文」の問題点

　以上、小野の「安楽死論文」の意義について述べてきた。この議論

について疑問に思うのは、小野は同情・惻隠によって安楽死を正当化するわけであるが、果たしてこれがそのまま法的な意味での違法性阻却事由（刑罰法規に規定された犯罪の類型たる構成要件に該当して、違法性が推定される行為について、その違法性がないとされる事由）になり得るものかどうかということである。仏教の慈悲が「人間的同情を超えながらそれを包むものである」ということは、宗教的・大乗仏教的な意味においては理解できることだとしても、がんらい原始仏教では否定されていた安楽死の行為の違法性が、小野自ら「なお浅はかな人間的まよいである」にすぎないとしている人道主義によって、本当に阻却されうるものかどうかは疑問なのではないだろうか。

　そこで次に、この問題を念頭に置いて、小野の仏教的応報刑論を見てみたい。

２．仏教的応報刑論 [14]

　ここではまず、小野の仏教的応報刑論を見る前に、日本の刑法学における小野の立場に触れておきたい。

2-(1)　日本の刑法学における新・旧両派の対立

　日本の刑法学では、戦前から戦後にかけて、旧派・古典学派と新派・近代学派の間の激しい論争が展開されてきた [15]。古典学派が、人間は自由に自分の行為を選択できる、という意思自由論・理性的人間観に立つがゆえに、人が自由意思で行った行為には責任があり、その

責任に基づく応報として刑罰が科せられる、という応報刑論を主張するのに対して、近代学派は、人間も自然の法則に規定されるもので、その意思や行為も素質と環境によって決められているので自由意思は存在しない、という意思決定論・科学的人間観に立つがゆえに、犯罪を行なうような危険な人たちから社会を防衛するための予防として刑罰を科す必要がある、という目的刑論を主張する。両者は今では互いに接近して折衷的な見解が多数を占めるようになっているが、現在でも人間観をめぐる議論に決着がついたわけではない（文末169頁の【表2】参照）。

　まずは古典学派が先行し、それに対する批判として近代学派が起こったヨーロッパとは逆に、日本ではむしろ近代学派の理論が先に導入され、それに対して後から古典学派の批判が起こったというネジレがあったが、近代学派・目的刑論の立場を最も鮮明に打ち出したのが小野の師である牧野英一（1878年〜1970年）であり、小野はその牧野を批判する中で、日本における代表的な応報刑論者の一人となったという経緯がある。

2-(2)　新・旧両派の対立を止揚する試みとしての仏教的応報刑論

　但し、応報刑論の立場に立ったと言っても、小野は単に古典的な応報刑論をそのまま復活すればよいと主張したわけではない。小野の議論には、むしろ古典学派と近代学派の対立を止揚しようとする意図があったと思われる。というのは、小野は、古典学派が全く抽象

的・アトム的な人間観に立つものであったのに対して、近代学派が犯罪を社会的現象と考えて、具体的な人間観を打ち出そうとしたこと自体は評価しているからである。ただ、その近代学派の人間観もまた、抽象的な自然法則によって人間を割り切ろうとする機械論的な人間観であって、生きた人間的実存を捉えるものではないと、小野は見ていた [16]。従って、小野は古典学派のアトム的人間観と近代学派の機械的人間観の両方を乗り越えるものとして、仏教の業論に基づく人間観を打ち出そうとしたとも考えられるのである。

2-(3)　業論

　業論に関して小野が最も影響を受けたのは、東京大学の仏教青年会を共に立ち上げた木村泰賢（1881 年〜1930 年）であった。ここでは、木村の業論 [17] を確認し、それに関連する縁起論争を見た後、小野の業論 [18] の意義について考えてみたい。

2-(3)　①木村泰賢の業論

　木村は「仏教における業観と意志の自由」という論文において、「業」を次のように説明している。すなわち、「吾らの活動は意識的たるにせよ無意識的たるにせよ、必ずその反動として吾らの心理活動自体に一種の性格を刻みつけ、その刻みつけられた性格は更に次の活動を決定する因となるのである。…吾らの意志活動は絶えず変化しつつ流れながらも、その間を一貫して、いわゆる自己の同一を保ち得る所以は実にこの性格の連続あるがためである。仏教でいわゆ

る業というのは実にこの行動によって刻みつけられた性格を指すもので…ある」[19]、と。

　しかし、これだけの説明であれば、それは一種の決定論に終わるおそれがある。また、実際に業論は運命論として受け取られる傾向があった。そこで、木村は、仏陀（釈尊）が、一切を神意に帰する神意論、一切を前世の業に帰する宿業論や、一切を自然の規定によるものとする自然主義的必然論などを、人間の努力の意味を見失わせ、責任を無視することにつながるという理由で拒否したという事実を明らかにした上で[20]、意志の自由の根拠を、「行」（意志）と「識」（理性的認識）との関係を通して、次のように説明する。すなわち、「無明→行→識→名色→六処→触→受→愛→取→有→生→老死」という十二縁起の順序に従うならば、理性的認識たる「識」は意志たる「行」から、そしてさらにその「行」は盲目意志たる「無明」から生じたものであるが、「識」は発達すると「行」を裏切る作用を呈してくるものであり、「識」の発達が低ければ低いほど人の活動は本能的意志・先天的気質によって支配される度合いが強いが、その発達が高くなるにつれて、「識」は「行」の支配から脱して自由を獲得することができるようになる[21]、そこに意志の自由が成立するというのである。

2-(3)　②縁起論争

　このような木村の業論に関しては、当時（大正末〜昭和初期）の縁起論争に触れておいた方がよいであろう。木村は原始仏教における縁起の見方を、(a)現実生活の相互依存関係を心理活動の様式を中心

にして見る立場（後に般若や華厳系の思想を導出）、(b)生命発動の進展の経過を人の一生涯に割り当てて見る立場（後に唯識思想を導出）、(c)いわゆる分位説で三世にわたる輪廻の姿を明らかにしたものと見る立場（後に小乗教の三世両重観を導出）の三つに分類し、木村自身は(a)と(c)の止揚を試みる(b)に立っていると表明したが、これは伝統的な立場（(c)）に立つ赤沼智善と、論理主義的な立場（(a)）に立つ宇井伯寿・和辻哲郎の両方面から批判を受けることになったという[22]。

　すなわち、「近頃の新らしい仏教学者の解釈は、大低阿毘曇の伝統的解釈と違ってゐるのであるが、阿毘曇の由緒ある解釈は左様に容易に一蹴され得るものかどうか」[23]という不満を表明する赤沼（(c)）から見るならば、(a)(b)とも「近頃の新しい仏教学者の解釈」として批判されることになるし、また立場を変えて、十二縁起は「原因結果の関係順序で説かれて居るのでなく、寧ろ条件と帰結との関係を追うて列挙したものと解すべきである。…之を誤って一々実在的に考へるから、輪廻の進程を示すとか一々を時間的の考で結合せしめむとかするに至るのである」[24]、つまり十二縁起は「観念の仕方の順序である。実在せるものの事実的関係でもなければまた時間的関係でもない」[25]とする宇井・和辻（(a)）から見るならば、(b)(c)とも十二縁起を「誤って一々実在的に考へる」ものとして批判されることになるのである。このように、以上の(a)(b)(c)については、「三者三つ巴の大論争」[26]を展開したと言われている[27]。

　そして、このような論争の中で、宇井が「無明」を四諦（苦諦・集

諦・滅諦・道諦）等の教説に表現された「仏陀の根本思想を知らぬこと」[28] と解し、和辻がそれを継承して「不知聖法」（四諦等の聖法を知らないこと）[29] とするのに対して木村は、「経典には無明を説いて四諦の理を知らぬことゝ言つてゐる…けれども、併し之では例の「仏出つるも出でざるも異る所なし」と言はれた縁起法則、常恒性の意味が、判然と表われて来ぬではないか。仏出でたる後の無明はそれでよしとしても、出でざる以前の無明は少なくも、それだけでは説明することの出来ぬ欠点を伴って来よう」[30] と批判している。確かに無明は四諦等の根本教説に対する無知と解するのが一般的であろうが、木村の解釈は、伝統的な教説（無知としての無明）を人間の心理（盲目意志）に根ざしたものとして根拠づけ、普遍化しようとする試みだったと言えるのではないだろうか[31]。

2-(3)　③「決定されつつ決定する業」

　小野は、このように「無明」を「盲目意志」と捉える木村の十二縁起の自由な解釈を、赤沼のような古い胎生学的解釈でも、宇井・和辻のような単なる論理的相関の理論でもない、一種の生物学的・心理学的な人間観を示す独創的な解釈であるとし、従来は主知的に解されてきた「無明」を「盲目意志」と主意的に解釈するのは「仏教学における重要な思想展開であった」と高く評価しながら[32]、これに影響されて「決定されつつ決定する業」という小野自身の犯罪観・刑罰観を確立してきた[33]、と言っている。ここには、無明を「無知」と解する従来の主知主義的な解釈よりも、「盲目意志」と解する主意主義的な

解釈の方が、行為（業）の道義的責任を問うことにつながりやすいという意味が読み取れるのではないかと思われる。ともあれ、このようにして打ち出された「決定されつつ決定する業」という小野の業論は、単なる近代学派以前の古典的応報刑論への復古ではなくて、近代学派の決定論的な要素を踏まえつつ、しかもそれを乗り越えた意味での応報刑論を確立するという意図をもっていたと言えるのではないだろうか。

2-(4)　応報観念に関する補足

　ここで小野の応報観念について、三つの点を補足しておきたい。

2-(4)　①私法的刑法観から公法的刑法観へ

　第一に、小野は応報を「目には目を、歯に歯を」として示されるタリオ的正義、すなわち「同害報復」の意味に解する必要はない[34]、と言っている。なぜなら、タリオ的・賠償的・復讐的な応報観念は私法的な刑法観と結びついたものであるが、もともと日本では、古代以来、仏教の「因果応報」に基づく道義的責任が深く根づいており、それと儒教思想とが相俟って、公法的な刑法観が成立してきたからだというのである[35]。

2-(4)　②教育刑論としての応報刑論

　第二に、よく応報刑論は目的刑論・教育刑論と両立しないと言われるが、小野は因果応報に基づく道義的責任の観念は目的や教育を排

斥するものではない[36]、と言う。「謂ゆる教育刑論は、近代自由刑における改善の意義を重んじ、其の政策的展開を意図する点に於て正しいものがある。しかし、その「教育」は結局において目的主義的、従って功利的・便宜的な教育である。…実は単なる改善の見地よりするも明かに応報の観念を必要とするのである。応報と責任との観念なきところに真の教育はあり得ない」[37]、と言うのである。つまり、単に社会防衛のためだけに犯罪者の再社会化をはかる目的刑論の立場では、道義的責任を自覚させることはできないので、真の「教育刑」にはならないというわけである。

2-(4)　③仏教的応報刑論と浄土真宗──『歎異抄』13 条（宿業）の問題──

　第三に、以上の小野の仏教的応報刑論が浄土真宗理解とどう関係しているのかを見るために、『歎異抄』13 条（宿業）の問題を取り上げておきたい[38]。小野は『歎異抄講話』等において、『歎異抄』13 条には、著者とされる唯円が親鸞の厳しい倫理思想を十分理解していなかったことが示されているとして、以下のような説明をしている。

　すなわち、『歎異抄』3 条（悪人正因）等に示された念仏の信は善悪を超える超倫理的な信であるが、それによって倫理が放棄されるわけではなく、本願を信ずる者もこの世にある限り倫理の実践に悩むことが、「くすりあり毒をこのめとさふらふらんことは、あるべくもさふらはず」[39]として「造悪無碍」（「悪を造っても往生の碍りにならない」とする異義）を親鸞が消息において戒めているところには示

162

されている。ところが、『歎異抄』3条は信心のもつ超越の面（往相）は明らかにしながら、そこから翻って倫理的な反省と実践を深める還帰の面（還相）には触れていない。そこで唯円は還帰の面を十分理解できず、13条では親鸞の意に反して悪を誇る態度にまで堕している、というのである[40]。

　そして小野は「宿業」については、「親鸞はその実存的自覚において決定論的であるが、しかし本願を信ずるところに自由が与えられる、という意味で、非決定論者である。…本願によって与えられる信心もまた一つの「業識」である。…宿業を超える信心の業識は、私どもを道徳的完成にみちびきこそすれ、本願をもってみずからの悪のいいわけとするようなことにはならないのであり、意志の自由である」[41]として、上記「決定されつつ決定する業」の考え方の線に沿った解釈を提示している[42]。

　『歎異抄』に関しては、全く倫理など放棄されたかの如き極端な解釈もなされてきたが[43]、以上のように小野は同抄が超倫理的な信を表明していることの意義を強調した上で、問題のある点には的確な批判を加えながら、超倫理的な信から翻って倫理の世界に還帰することの重要性を示そうと苦心している。稀有な試みだと言えるであろう。

3．業論・道義的責任論に基づく安楽死論に向けて

　さて、以上の仏教的応報刑論から、その前に紹介した小野の「安楽死論文」の問題を改めて検討してみたい。が、それにはまず、小野の

刑法理論が道義的責任論を「核」[44]（「最大の基盤」[45]）とするものであることを強調しておく必要がある。

3-(1)　小野刑法理論における道義的責任論の基底性

　小野刑法理論の全般的性格については、構成要件論と道義的責任論を二本柱とする倫理的刑法論であると言われている[46]。但し、(A)構成要件（刑罰法規に規定された犯罪類型）を単に「行為の類型」とだけ見るのでなく、「行為の(B)違法性と同時に、行為者の(C)道義的責任を類型化してゐる」[47]と捉えるのが小野の構成要件論の特徴である。小野は、(A)構成要件・(B)違法性・(C)道義的責任の関係について、これら三つを「並列的に見ることは、訴訟手続における認識の順序に従ったもの」にすぎず、「其の実体的な法理を考へるならば、其は正に立体的に重り合ふ三つの概念であり、浅きより深きに進むならば(A)構成要件・(B)違法性・(C)道義的責任の順序であるが、形而上学的に最も根本的なものは(C)道義的責任であり、(B)違法性は其の部分的表現、(A)構成要件は更に其の部分的表現である」[48]、とも言っている。このように、小野の刑法理論の基底にあるのは(C)道義的責任論なのである。

3-(2)　安楽死に関する刑法上の論点

　次に、安楽死に関する刑法上の論点を確認しておきたい。安楽死が犯罪とならない場合としては、以上の刑法理論の基本的な問題構成に従って、(A)当該行為がそもそも殺人又は嘱託殺人の構成要件に該

当しない（当該実行行為が存在しない、当該行為と当該死亡との間には因果関係がない）場合か、(B)当該行為が刑法 35 条「正当業務」による行為又は刑法 37 条「緊急避難」に当たる行為として違法性が阻却される場合か、或いは、(C)当該行為の際の諸事情を考慮するならば、行為者にはそれ以外の行動をすることは期待できなかったとする「期待可能性」の理論によって責任が阻却される（原則として責任が認められる行為について、その有責性が否定される）場合か、のいずれかになる [49]。実際の裁判でもこれら三つの主張がなされてきたが、日本では無罪とされた判例はない。三つの論点の中では、構成要件に該当しないという主張（(A)）は本稿では重要度が低いので、以下では、安楽死を容認する場合、(B)違法性阻却の問題として認めるべきか、それとも、(C)責任阻却の問題として考えるべきか、という点に絞って問題を指摘しておきたい。

3-(3)　責任阻却の問題の重要性

　先に見たように小野の「安楽死論文」では、同情・惻隠を安楽死の(B)違法性阻却事由に挙げていた。しかし、彼自身の仏教的応報刑論から考えるならば、安楽死問題はむしろ行為者の(C)責任阻却の問題として考えるべきではないかと思われる。というのは、不治の病に苦しむ家族への同情から患者を殺害してしまったというような場合、それは家族に対する自然な情によって「決定された」行為とは言えるかもしれないが、単にそうした自然の情に任せるだけでよいかどうかを深く考えた上で、自由意思に基づいて「決定した」行為と言える

かどうかは分からない、という問題があると思うからである。道義的責任を基盤に据える小野の倫理的刑法理論から考えるならば、この行為者自らが「決定した」行為の責任こそがもっと大きくクローズアップされてしかるべきではないだろうか。ところが、小野は「安楽死論文」においては、(C)責任阻却の問題に言及はするものの、通りいっぺんの説明しかしていないという印象を受ける[50]。

　但し、実は小野は「安楽死論文」とは別に書かれた成吉善事件東京地裁判決の「評釈」では、事件に即して具体的に(C)責任阻却の問題に踏み込んでいる。この判決は、脳溢血で倒れて帰鮮の望みが絶たれた在日朝鮮人の母親の依頼を受けて、同女を青酸カリで死亡させた息子を「嘱託殺人」で有罪としたものであるが、この事件では(C)責任阻却に関わる論点として、被告人は親の命令を絶対視する儒教の影響を強く受けた朝鮮人であるので、母親からの殺害依頼を聞かないことへの期待可能性は存しなかった、従って責任が阻却される、という主張が弁護人からなされており、裁判ではその主張は退けられている。小野は「評釈」でこの論点を取り上げ、「私は私の道義的責任論の立場においてこの〔期待可能性の〕理論を承認すると同時に、その濫用を戒めてきた」として、「儒教そのものが、たとへ親の命令であるからといって、殺害の命令に一も二もなく従へといふやうなことを教へてゐるものではない。…健全な儒教的倫理思想は、かやうな場合における『意思の自由』を『期待する』ものであるといへよう」[51]、と述べて判決を支持している。業論に基づく道義的責任論を核とする小野の刑法理論からすれば、このように事件に即して(C)責任阻

却の問題に踏み込み、問題を厳格に扱うのは納得できることである。ところが小野は、具体的事件に即した「評釈」ではこの問題に踏み込んでおきながら、より一般的な理論問題を論じた「安楽死論文」では、この(C)責任阻却の問題を理論上の問題に組み込んでいない。これは、道義的責任論を基礎に置く小野自身の立場から考えても、やはり中途半端だと言わざるを得ないのではないだろうか。

おわりに

　以上に述べてきたことから、人が環境によって「決定されつつ」も、それを踏まえた上で自由意思から主体的に「決定する」行為の道義的責任を基礎に置く業論的仏教倫理に従うならば、安楽死に関しては、人道主義的な同情・惻隠や慈悲を根拠に当該行為の違法性を阻却するという議論をするよりも、むしろ個々の事例に即して行為者が自ら「決定した」ことの責任に焦点を当てる責任阻却の論点をこそ重視すべきだと思われる[52]。そして、このことが現在の日本における関連事項とどう関わるのかというと、例えば尊厳死法案の問題に関して次のような指摘ができるだろう。すなわち、現在、尊厳死法案は出そうで出ないといった状況にあるが[53]、仮に日本でも延命治療の不開始や中止に関して何らかの法的解決を図るべき事情があることを認めるとしても、法律さえ通せばそれで問題がすべて解決するというものではなくて、むしろ一つ一つの具体的な事例に即して関係者が状況的に「決定されつつ」、最終的には自ら「決定する」行為の道義的責任をこそ問うべきだと考えるのが、業論に基づく仏教倫理に適

う考え方だということである。

　現在、終末期のケアについては、患者本人の意思を最重要原則とする社会的動向がある一方で、認知症高齢者などの場合、意思表示自体が困難だという実状が指摘されている[54]。だからこそ意思表示が可能な段階で終末期医療についての希望を記すリビングウィルや、それに加えて代理意思決定者の指定も含む事前指示書（advance directives）を作成しておくといったことも考えられてきたわけであるが、しかしこうしたことを法制化してきたアメリカ等でも実際の利用率はさほど高くなく、またそのような書面を作成しても、いざ終末期になると患者本人の望み自体が変わってしまうこともあるといったことから、単なる書面作成で済ますのではなく、むしろそれも含めて関係者（患者本人・家族・医療者等）がもっと問題を包括的に話し合うプロセスこそが重要であるという意味で、アドバンス・ケア・プランニング（advance care planning）を重視する方へと終末期ケアの動向は変わってきており、近年日本でもこれには大いに注目されている[55]。こうした動向に照らしても、安楽死の法と倫理の問題を考える場合には、関連する行為一般をまとめて免責することにつながる違法性阻却の法理よりも、関係者の一回一回の行為の責任に焦点を当てる責任阻却の法理に基づいて考える方が、書面よりもプロセスを重視する思考に適していると言えるのではないだろうか。

　釈尊の「対機説法」（各人の機根に応じて法を説くこと）には、「法は普遍であるが機は個別である」[56]という意味があるという。このことからも、安楽死に関わる諸事例の違法性を一括して阻却するより

も、関連する個々の行為の道義的責任を問う方が、業論に基づく仏教倫理により適している、という本論文の結論は裏づけられるであろう。と同時に、本論文では安楽死問題を通して、仏教の倫理はやはり対機的なものであるということが、改めて確認されたとも言えるしだいである。

【表1】日本における「安楽死・尊厳死」裁判（略谷順昭「自律から共苦へ――日本における「安楽死・尊厳死」裁判［自律から共苦へ―――「安楽死・尊厳死」裁判の再検討――」『生命倫理』24(1), 2014,119-120 頁の【表】より作成）

川崎協同病院事件

⑧川崎協同病院事件横浜地裁判決 (2005/3/25)

Ⅰ.治療行為の中止（尊厳死）と❺自己決定権の限界

ⓐ自己決定権の理論と❻医療義務の限界を根拠に、
　ⓐ回復不可能性及び死期の切迫 ×
　ⓑⓐ患者本人の意思表示 ×
　ⓑ治療義務の限界 ×

⑨東京高裁判決 (2007/2/28)
ⓐ自己決定権の理論 ×
ⓑ治療義務の限界 ×
※いずれのアプローチにも解釈上の問題があり、尊厳死の問題を抜本的に解決するには、尊厳死法の制定やガイドラインの策定が必要。

⑩最高裁決定 (2009/12/7)
ⓐ回復可能性や余命について的確な判断を下せる状況にはなかった ×
ⓑ被害者の推定的意思に基づくということもできない ×

---

⑦東海大学病院事件横浜地裁判決 (1995/3/25) の要件

Ⅰ.治療行為の中止（尊厳死）と❺自己決定権の限界

❺自己決定権の理論と❻医療義務の限界を根拠に、
ⓐ患者が治療不可能な病気に冒され、回復の見込みがなく死が避けられない末期状態にあること、が必要である。 ×
ⓑ治療行為の中止を求める患者の意思表示が存在し、それは治療の中止を行う時点で存在することが必要である。 ×
ⓒ治療中止の対象となる措置は、薬物投与、化学療法、人工透析、人工呼吸器、輸血、栄養・水分補給など、疾病を治療するための治療措置及び対症療法である治療措置、さらには生命維持のための治療措置など、すべてが対象となってよいと考えられる。 ×

Ⅱ.安楽死の要件
1.病者が耐えがたい激しい肉体的苦痛が存在すること が必要である。 ×
2.患者について死が避けられず、かつ死期が迫っていることが必要である。 ○
3.患者の意思表示が必要である。 ×
4.方法として、精神的苦痛や社会的苦痛の中止として考えられうる、開始的安楽死には許容される（推定的意思でも足りる）。 ×

積極的安楽死の 4 要件
❶患者が耐えがたい激しい肉体的苦痛に苦しんでいること ×
❷患者は死が避けられず、その死期が迫っていること ○
❸患者の肉体的苦痛を除去・緩和するために方法を尽くし他に代替手段がないこと ×
❹生命の短縮を承諾する患者の明示の意思表示があること ×

山内事件

※名古屋地裁一宮支部判決 (1962/7/4)

※弁護人は被告の本件犯行（脳溢血で倒われた父の殺害）は尊属殺人罪を構成せず嘱託殺人罪又は自殺関与罪に当たると主張するが、被告は「殺してくれ、死んだがいい」という等の父の言葉を本気にしていなかったこと等から、又父の真意に基づく殺人とは等ずるから、従って、特別の事実を認め…弁護人の主張は採用することができない。

名古屋高裁判決：安楽死の 6 要件

(1962/12/22)

(1)病者が現代医学の知識と技術からみて不治の病に冒され、しかもその死が目前に迫っていること
(2)病者の苦痛が甚だしく、何人も真にこれを見るに忍びない程度のものなること
(3)もっぱら病者の死苦の緩和の目的でなされたこと
(4)病者の意識がなお明瞭であって意思を表明できる場合には、本人の真摯な嘱託又は承諾のあること
(5)医師の手によることを本則とし、これにより得ない場合には医師によりえない首肯するに足る特別な事情があること
(6)その方法が倫理的にも妥当なものとして認容しうるものなること

成吉事件東京地裁判決 (1950/4/14)

＊母に肯痛のカリを飲ませたまでと母の死の間には因果関係がある。
＊母から段者の嘱託を受けた子が、孝心の篤い者であっても、それを拒否する期待可能性がないとは言えない。
＊肉体的苦痛が激烈な期待可能で、精神的な影響が激烈であっても、故意行為が激烈であっても正当業務行為にも当たらず、故意業務行為にも緊急避難行為にも当たらない。

日本における「安楽死・尊厳死」裁判一覧

①1950 年 4 月 14 日　成吉事件東京地裁判決
　（嘱託殺人＝懲役 1 年、執行猶予 2 年）
※②1962 年 7 月 4 日　山内事件名古屋高裁判決
　（尊属殺人＝懲役 3 年）
②1962 年 12 月 22 日　山内事件名古屋高裁判決
　（嘱託殺人＝懲役 1 年、執行猶予 3 年）
③1975 年 10 月 1 日　鹿児島地裁判決
　（殺人＝懲役 1 年、執行猶予 3 年）
④1975 年 10 月 29 日　神戸地裁判決
　（殺人＝懲役 3 年、執行猶予 4 年）
⑤1977 年 11 月 30 日　大阪地裁判決
　（殺人＝懲役 1 年、執行猶予 2 年）
⑥1990 年 9 月 17 日　高知地裁判決
　（殺人＝懲役 3 年、執行猶予 1 年）
⑦1995 年 3 月 28 日　東海大学病院事件横浜地裁判決
　（殺人＝懲役 2 年、執行猶予 2 年）
⑧2005 年 3 月 25 日　川崎協同病院事件横浜地裁判決
　（殺人＝懲役 3 年、執行猶予 5 年）
⑨2007 年 2 月 28 日　川崎協同病院事件東京高裁判決
　（殺人＝懲役 1 年 6 月、執行猶予 3 年）
⑩2009 年 12 月 7 日　川崎協同病院事件最高裁決定
　（上告棄却）

※○は当該事件において当該要件が正当性の判断で認められたこと、×は否定されたことを示す。

【表2】刑法における新旧両派の対比（大塚仁『刑法における新旧両派の理論』日本評論社, 1957:32-36 より作成）

	思想的・国家的背景	犯罪概念	責任論	刑罰論
旧派・古典学派	近世の啓蒙主義的・合理主義的精神に即応し、自由主義的法治国思想を基盤として、犯罪及び刑罰間の法律的均衡を志す。犯罪人(人間)を、理性に従って、自己の行動を規律しうる自由人(抽象的理性人)と解する。	非決定論に立って、自由意思を有する理性人を想定し、外部的・現実的に発現した個々の犯罪行為及びその結果に着眼して、行為主義・現実主義及び客観主義を採る。	個別行為の犯罪意思に対する犯罪人の犯罪意思に向けられた道義的非難を、その核心とする。行為責任・個別行為責任、意思責任ないし道義的責任論を唱える。	応報刑論ないし贖罪刑論をとり、刑罰は、犯罪行為に均衡するものとして、又、それをかして犯罪人をしてその罪を贖わせるものに科せられる害悪であり、それをかして犯罪人をしてその罪を贖わせるもの(贖罪刑)か、又は、一般人を威嚇する(刑罰の法的威嚇をその核心とする絶対主義、又は、一般予防主義と解する相対主義を説く、犯罪と刑罰間に均衡した刑罰の有用性をなし不可欠性にある相対主義、不定期刑の観念を否定し、犯罪と刑罰間の観念を否定し、不定期刑の観念から、犯罪と刑罰の質性を強調する(二元論)。責任に基づく刑罰と危険性を前提とする保安処分とを区別する。
新派・近代学派	政策的任務を担う社会国家の観点を基底におき、実証科学的見地において犯罪の原因を探究し、その除去についての目的意識的な方法を論じる。犯罪人を、素質と環境の支配の下に必然的に罪を犯す宿命の下に、決定的存在(具体的宿命人)と解する。	決定論に立って、罰せられるべきは素質と環境によって宿命的に導かれた犯罪行為ではなく、行為者を含有する社会的危険性ないし犯罪的性格を有する犯罪人自身であるとして、行為者主義・徴表主義及び主観主義を主張する。	社会的に危険な性格を有する犯罪人に対する性格を有する犯罪人についての、社会は常に自己を防衛・保全する必要があり、犯罪人はまた防衛の処分を受けるべき地位に立つとして、性格責任・社会的責任論を唱える。	相対主義的な立場において、刑罰は、社会保全・防衛を目的とするものであり、その再社会化を目的とするものであり、一般人に対する威嚇・警戒ないし、犯罪人についての改善をその重要性とすべきであるとする目的刑論・保護刑論ないし教育刑論を説く。犯罪人の危険性ないし社会的適応性を基づく刑罰の個別化を論じ、定期刑の範囲内の改善し、さらには不定期刑の採用を主張し、また、刑罰と保安処分とは、犯罪人に対する改善・教育の手段としては、いずれも刑罰の代替性を当然なりとめられるとするものであり、両者間の代替性を当然なりとめられるとするものであり、その性質を同じくするものと説く(一元論)。

171

注

1　木村文輝 2008；小池 2001，2008；Keown 1999，2001：168-173 参照.

2　小野 1950a.

3　小野 1950b.

4　以下 (1)～(3) は寿台 2015：49-51 を，安楽死と仏教の問題を中心にして
　組み替えたものである.

5　町野他 1997：2.

6　岡垣 1950；加藤 1950；木村亀二 1950 年；瀧川 1950.

7　トマス・モア 1957：160-161.

8　小野 1950b：27-29.

9　小野 1950b：29-30.

10　小野 1955：210.

11　長井他 1932：138. この他にも，ある比丘が重病で到底助からない状態
　なので諸比丘がこれを愍み，死後極楽に行くことを説いて死を賛美した
　ため，その比丘が速やかに死んでしまったのは殺人罪であるとされた事
　例が挙げられている.

12　小野 1950b：30.

13　小野 1950b：30-31.

14　以下の注に挙げる文献の他，小野における仏教と刑法学との関係全般に
　ついては，古賀 2001，小野の刑法理論全般については，小野 1932 を参
　照.

15　以下，新・旧両派の対立については，大塚 1957：32-36；平川 2014：153-
　154.

16　小野 1955：40.

17　木村泰賢 2004b.

18　小野 1934：46-52, 2002：493-510.

19　木村泰賢 2004b：355-356.

20　木村泰賢 2004b：357-359；小野 2002：502-503.

21　木村泰賢 2004b：360-361.

22　木村泰賢 2004a：363-366.

23　赤沼 1925：45-46.

24　宇井 1925：38.

25　和辻 1962：174-175.

26　木村泰賢 2004a：458（渡辺楳雄「解説」）.

27　但し，直接相手の名を挙げて批判の応酬をしていたのは木村と和辻の間
　　のことで，赤沼と宇井は名指しの論戦には加わっていない．それでも，
　　この論争は内容的には「三つ巴」の意味をもっていたと言えるであろう．
　　なお，この論争の意義を，木村の側から整理したものとして山折 1987,
　　和辻の側から見たものとして高橋 2007 を参照.

28　宇井 1925：11, 15 等.

29　和辻 1962：234.

30　木村泰賢 2004a：380.

31　木村の言う「盲目意志」がショーペンハウエルから借りた概念であるこ
　　とは随所で述べられているが（木村泰賢 2004a：442-443, 2004b：355 等），
　　これを和辻は「ほしいままな解釈」と批判している（和辻 1962：210-
　　211）. それに対して木村の方は，和辻によって「論理化」「認識論化」さ

れた「法」とは,「事実その者ではなく、事実をしてあらしむる根本規範の意味、即ち言ひ得るならばカントの所謂、範疇に近き考にまで推し進めたもの」(木村 2004a : 372) にすぎないと反論している. このように,ショーペンハウエルに依拠する木村とカントに依拠する和辻の応酬が,日本近代仏教思想史における興味深い論点を提起していることにつき,山折 1987 : 48-51 を参照.

32　小野 2002 : 499, 501, 503.

33　小野 2002 : 509-510.

34　小野 2002 : 202.

35　小野 1943 : 101-102, 107-119, 1974 : 23；佐々木 2001 : 159, 2003 : 161.

36　小野 1943 : 109.

37　小野 1943 : 189.

38　『歎異抄』は真宗聖教全書編纂所編 2009 : 773-795 を使用. なお『歎異抄』13 条 (同書 782-785) は、いくら「他力をたのみたてまつる悪人、もとも往生の正因なり」(3 条, 同書 775) と言われているからといって悪をおそれないのは「本願ぼこり」である, と主張することを異義だと批判する条である. 唯円は, そのような異義は「善悪の宿業をこころえざる」ことに由来するものであるとして, 運命論的とも言える宿業論 (善も悪もすべて過去世の行いによるものであるという主張) を展開し、「またく悪は往生のさはりたるべしとにはあらず」とまで述べて「本願ぼこり」を擁護している.

39　真宗聖教全書編纂所編 2009 : 691.

40　小野 1973 : 106-108, 1987 : 348-350.

41　小野 1973：109.

42　『倶舎論』研究の立場から『歎異抄』13 条の「宿業」を批判したものと
　　して，櫻部 2003：37-39, 71-87 参照.

43　例えば暁烏敏は，「〔阿弥陀仏の〕真実の御力を信じ御光に照らされてい
　　ったならば、ぬすむ者でも、殺す者でも、火つけする者でも、酒を呑む
　　者でも、姦淫する者でも、徳者でも、仁者でも、悪人でも、愚人でも、
　　ことごとく仏の真実にたよって大安心ができるということをていねい
　　に教示したのがこの『歎異抄』である」(暁烏 1981：35.〔　〕内は寿台
　　の補足. また同書 332 も参照) とまで言っている.

44　小野 1955, 79；佐々木 2003：157.

45　佐々木 2003：154.

46　団藤 1986：331；佐々木 2003：164.

47　小野 1953：19（＝(B)(C)は寿台による追加）.

48　小野 1953：427-428 頁（＝(A)(B)(C)は寿台による追加）

49　小野 1950b：199-202, 214-220；立山 2002：48-67.

50　小野 1950b：219.

51　小野 1950a：235-236（＝〔　〕内は寿台の補足）.

52　責任阻却の論点に目を向けるものとして，甲斐 2003：5, 8-9, 16, 38,
　　41-42, 172 参照.

53　尊厳死法案については，http://www.arsvi.com/o/giren.htm 参照
　　(2016/7/27 確認).

54　園田他 2009.

55　Emanuel et al. 1995；Jordens et al. 2005；足立他 2015；大関 2012；

角田 2015 参照.

56 舟橋 1970 : 2.

【参考文献】

赤沼智善（1925）「十二因縁の伝統的解釈に就て」『宗教研究』新 2（1）：
　　　　　　　32-60.

暁烏敏 （1981）『歎異抄講話』講談社.

足立智孝・鶴若麻理（2015）「アドバンス・ケア・プランニングに関
　　　　　　　する一考察——米国のアドバンス・ディレクティ
　　　　　　　ヴに関する取組みを通して——」『生命倫理』25
　　　　　　　（1）：69-77.

宇井伯寿（1925）「十二因縁の解釈——縁起説の意義」『思想』39：1-
　　　　　　　72.

大関令奈（2012）「アドバンス・ケア・プランニングとは何か？」『緩
　　　　　　　和ケア』22（5）：403-406.

大塚仁 （1957）『刑法における新・旧両派の理論』日本評論社.

岡垣学（1950）「安楽死に関する諸問題（一）（二）」『法学新報』57（3,
　　　　　　　5）.

小野清一郎 （1932）『刑法講義　全』有斐閣.

小野清一郎 （1934）『仏教と現代思想』大雄閣.

小野清一郎 （1943，再版）『日本法理の自覚的展開』有斐閣.

小野清一郎 （1950a）「安楽死に関する判例評釈」『判例タイムズ』5：

　　　　　233-239.

小野清一郎（1950b）「安楽死の問題」『法律時報』22（10）：25-33,
　　　　　56.

小野清一郎（1953）『犯罪構成要件の理論』有斐閣.

小野清一郎（1955）『刑罰の本質について・その他』有斐閣.

小野清一郎（1973, 増補新版）『歎異抄講話』大法輪閣.

小野清一郎（1974）「改正刑法草案の批判に対する再批判　上」『ジュ
　　　　　リスト』570：17-25.

小野清一郎（1987）『仏教と法律——小野清一郎博士論文集——』成
　　　　　文堂.

小野清一郎（2002, オンデマンド版）『刑法と法哲学』有斐閣.

甲斐克則（2003）『安楽死と刑法』成文堂.

加藤隆久（1950）「刑法上における安楽死（一）～（六）」『日本弁護
　　　　　士連合会誌』1（2-7）.

木村亀二（1950）「安楽死と刑法」『法律タイムズ』4（5）：8-13.

木村泰賢（2004a, オンデマンド版）「原始仏教における縁起観の開展
　　　　　——（特に赤沼、宇井、和辻所教授の説を読んで）
　　　　　——」『木村泰賢全集　第3巻　原始仏教思想論』
　　　　　大法輪閣：363-447.

木村泰賢（2004b, オンデマンド版）「仏教における業観と意志の自由」
　　　　　『木村泰賢全集　第6巻　大乗仏教思想論』大法
　　　　　輪閣：354-368.

木村文輝（2008）「「自殺」を是認する仏教の立場——「人間の尊厳」

の具現と安楽死問題──」『生命倫理』18（1）：158-165.

小池清廉（2001）「仏教思想から見た自殺、安楽死・尊厳死問題──阿含・ニカーヤ、律を中心に──」『龍谷大学大学院文学研究科紀要』23：157-160.

小池清廉（2008）「仏教思想と生命倫理」『龍谷大学大学院文学研究科紀要』30：106-126.

古賀勝次郎（2001）「小野清一郎──仏教と古典派刑法学」『近代日本の社会科学者たち』行人社：327-372.

櫻部建（2003）『業・宿業の思想』（仏教と真宗と：真宗の若い人々と語る）平楽時書店.

佐々木聰（2001）「小野刑法理論の思想的・哲学的背景──仏教思想を中心として──」『東洋大学大学院紀要』38：168-145.

佐々木聰（2003）「小野清一郎の倫理的刑法観に関する一考察──改正刑法準備草案および改正刑法草案に対する批判とその反論と中心にして──」『東洋大学大学院紀要』40：164-140.

寿台順誠（2014）「自律から共苦へ──日本における「安楽死・尊厳死」裁判の再検討──」『生命倫理』24（1）：116-125.

寿台順誠（2015）「安楽死の比較文化論を構想する──小野清一郎の安楽死論の検討を通して──」『生命倫理』25（1）：

48-56.

真宗聖教全書編纂所編（2009, 再版）『真宗聖教全書　二　宗祖部』大八木興文堂.

角田ますみ（2015）「日本におけるアドバンスケアプランニングの現状——文献検討と内容分析から——」『生命倫理』25（1）: 57-68.

園田芳美・石垣和子（2009）「明確な意思表示のできない終末期高齢者と家族のターミナルケアにおける意思決定に関する訪問看護支援」『老年看護学』13（2）: 72-79.

高橋淳友（2007）「和辻哲郎と〈原始仏教の無我論〉——木村泰賢との論争に鑑みて——」『比較論理学研究』5: 13-22.

瀧川政治郎（1950）「安楽死を論ず」『法律タイムズ』4（3）: 21-26.

立山龍彦（2002, 第2版）『新版　自己決定権と死ぬ権利』東海大学出版会.

団藤重光（1986）「小野清一郎先生の人と学問」『わが心の旅路』有斐閣: 319-341.

トマス・モア（1957）平井正穂訳『ユートピア』岩波書店.

長井真琴・上田天瑞・小野清一郎（1932）『仏教の法律思想』大東出版社.

平川宗信（2014）『憲法的刑法学の展開——仏教思想を基盤として——』有斐閣.

舟橋一哉（1970）「釈尊における対機説法——一人と一人との対話——」『仏教学セミナー』12: 1-10.

町野朔・丸山雅夫・西村秀二・安村勉・山本輝之・清水一成・秋葉悦
　　　　子・臼木豊編著（1997）『安楽死・尊厳死・末期医
　　　　療』信山社.

山折哲雄（1987）「やせほそった「仏陀」──近代仏教研究の功罪を
　　　　問う──」『仏教』1：28-57.

和辻哲郎（1962）「原始仏教の実践哲学　第二章　縁起説」「付録　木
　　　　村泰賢氏の批評に答う」『和辻哲郎全集　第5巻』
　　　　岩波書店：173-246，569-580.

Emanuel, Linda L., Danis Marion, Pearlman, Robert A. and
　　　　Singer, Peter A. (1995) Advance Care Planning
　　　　as a Process: Structuring the Discussions in
　　　　Practice, *Journal of the American Geriatrics
　　　　Society*, 43 (4): 440-446.

Jordens, C., Little, M., Kerridge I. and McPhee, J. (2005)
　　　　From Advance Directives to Advance Care
　　　　Planning: Current Legal Status, Ethical
　　　　Rationales and a New Research Agenda, *Internal
　　　　Medicine Journal* 35 (9): 563-566.

Keown, Damien (1999) Attitudes to Euthanasia in the Vinaya and
　　　　Commentary, *Journal of Buddhist Ethics* 6: 260-
　　　　270.

Keown, Damien (2001, Paperback ed.) *Buddhism and Bioethics*,
　　　　Palgrave.

第5章 「諦め」としての安楽死
——森鷗外の安楽死観——

——要　旨——

　生命倫理学では、「高瀬舟」は「慈悲殺」を表す作品だと言われることが多い。が、この作品には、「知足」と「安楽死」の二つの問題をどう統一的に解釈するかという課題があり、それを考えるには、森鷗外の生涯全体において彼の安楽死観を検討する必要がある。本論文では、関連する4つの事項——ドイツの学説の紹介、日露戦争への従軍体験、長女・茉莉への安楽死未遂、鷗外自身の遺言——を概観し、鷗外の生涯に通底する「諦め」によって、「高瀬舟」の課題も「知足＝財産に対する諦め」「安楽死＝生に対する諦め」として統一的に解釈できることを述べる。但し、「諦める」には、「道理を明らかにする」という古い意味と「断念する」という新しい意味があり、鷗外はこれを新旧二重の意味で使用していると思われる。〈「諦め」としての安楽死〉は、個人の自己決定権を基礎に置く西洋の安楽死観に対して、専ら「慈悲殺」が日本的伝統だとしてきた従来の見方を覆し、もう一つ別の非西洋的伝統を示すものである。

——SUMMARY——

　It is often noted in bioethics that "Takasebune" is a work expressing "mercy killing." However, there is an interpretational problem with this work regarding two subjects— "chisoku (contentment)" and "euthanasia." Examining Ogai Mori's view of euthanasia is necessary to understand the problem. In this paper, I survey four matters associated with Ogai Mori: the introduction of a theory of euthanasia in Germany, the experience as a medical officer in the Japanese-Russo War, the failed attempt of euthanasia on his eldest daughter, and his own last words. I then argue that it is possible to interpret the above-mentioned matters in "Takasebune" based on the idea of "akirame (Resignation)" that was served as the basis of Ogai's life; in other words, it is possible to view " chisoku " as " resignation of property," and "euthanasia" as "resignation of life." However, the word "akirameru" has two meanings: an old meaning "to clarify reason" and a new one "to give up," and Ogai seemed to use the word to have a double meaning. The idea "euthanasia as 'Resignation'" overturns the view that "mercy killing" is the only Japanese traditional alternative to the Western view of euthanasia based on the individual right to self-determination, and it offers another non-Western view.

はじめに

　最初に、今なぜ事改めて森鷗外（1862 年—1922 年）の安楽死観について考えてみようと思ったかについて述べておきたい。

生命倫理学においては、「高瀬舟」[1]は「慈悲殺」を表すものだと言われることが多い。例えば、看護学生を対象にした生命倫理のある教科書には、

　　たとえ「早く楽にしてやりたい」という慈悲心や同情心からであっても、患者本人の自発的な意思表示を欠いた〈非自発的安楽死〉は、「慈悲殺」（mercy killing）と呼ばれる「殺人」行為であり、患者本人の自発的明示的意思表示を大前提とする「安楽死」とは、明確に区別されるべきである。しかし日本では、この「慈悲殺」、いわば〈患者不在の思いやり〉が「安楽死」のことだと誤解されていることも多い（…『高瀬舟』に描かれている出来事も、実はこの「慈悲殺」である）[2]

として、「高瀬舟」が日本的な「慈悲殺」（非自発的安楽死）の代表例に挙げられている[3]。

　しかし、このような記述には明らかな誤りがある。まず、「高瀬舟」における喜助の行為は、弟の頼みによるものであるから、〈非自発的安楽死〉には当たらない。また、「慈悲殺」という表現自体は、当該行為が「慈悲」という動機によってなされたことを示すものにすぎないので、必ずしもそれに該当する行為がすべて「非自発的」なものであるとは限らないのである。

　さらに、文言の誤り以上に問題だと思われるのは、こうした記述には、日本では伝統的に「本人の意思」（自己決定権）が尊重されない

傾向があるということを主張する意図があるということである。そのような主張を補強する意味で「高瀬舟」が引き合いに出されているのである。

　だが、「高瀬舟」の主題は果たして〈慈悲殺〉なのだろうか。また、〈非自発的な慈悲殺〉は本当に日本の伝統だと言えるのだろうか。このような問題を検討するために、鷗外の安楽死観を検討してみたい。

1．「高瀬舟」（1916 年）の課題

　それでは、「高瀬舟」の課題を確認することから始めたい。

　「高瀬舟」には、鷗外自身が「高瀬舟縁起」で述べているように、「知足」（財産の観念）と「安楽死」（ユウタナジイ）の二つの問題が含まれている（後掲 203 頁の【資料１】抜粋参照）。が、「高瀬舟」においては、この二つは分裂しているという批判がある。

　例えば、「前者の知足の方は人為を離れて天命に安んずるという古くからの東洋の知命の境地や悟りの諦観に近く、後者の安楽死は自然に逆っても人間の意志を重視し生命さえも自由意志で断つ事を肯定する主我的近代的西洋的な思想を根底としている」が、「高瀬舟」ではこの二つは「分離したまま」であるとか[4]、安楽死によって表される「人間絶対観を必至とするのか」、或いは、知足によって示される「謙虚な諦観を是とするのか、その何れかに思索を整理しようとする努力は、全然見出されない」とか[5]、といった指摘がなされてきた[6]。

　一方、これに対して、この二つの問題を統一的に解釈しようとする

種々の試みもある。例えば、「高瀬舟」は、その主人公である喜助が「去就においても所有においても、小我を捨離しえた無私の境地に抜け出たさま、その慈悲行ゆえに死をも超え得たさま」を描くものであるとか[7]、「喜助は一旦弟の〈肉体の死〉とともに〈精神の死〉を迎え、かつての日常的現実を超えた〈新たな精神〉に」出会い、「それが結果として知足の喜びを齎した」とか[8]、また、「前半では物質からの精神の自由が展望され、後半では時の権威からの個人の自由が展望される」とか[9]、といったことが言われている[10]。

　そこで、この「分裂か、統一か」という課題を考えるためには、鷗外の生涯全体において彼の安楽死観を検討する必要があると思う。

２．鷗外と安楽死

　鷗外の安楽死観を検討するには、「高瀬舟」以外に、少なくとも以下の４つの問題について考える必要があるであろう。

２－１「甘瞑の説」（1898 年）

　まず、鷗外が最初に安楽死問題を取り上げたのは、ドイツ留学から帰国して 10 年後、1898（明治 31）年の「甘瞑の説」[11] であろう。これはマルティン・メンデルゾーン（ドイツの医師・ベルリン大学教授）の論文の紹介である[12]。

　この中でメンデルゾーンは、「こゝに預め決すべき一問あり。そは医に病人の苦を救はんがために、死を早くせしむる権ありや」という問いを出し、これに対しては、「断じて無し。仮令病人は苦悶のため

に責められて、医に強請せんも、医は決して是に応ずべからず。これに応ずるは殺すと同じくして、病人を殺すは猶生人は殺すものなればなり。況や所謂不治の症は動き易き概念にして、その間々一時軽快することあるは、実際上名医の免るゝこと能はざるところなるをや」として否定する一方、しかし「猶一問あり。死の将に自ら至らんとするや、医は強ひてこれを遅くして、病人に苦を喫せしむべきや」という問題を提起して、これについては「医は必ずしもすべての場合に強ひて死を遅くせんと欲するものに非ざる」と言っている [13]。これは、現在一般に使われている分類で言えば、「積極的安楽死」は絶対的に否定されるが、「消極的安楽死」は否定しきれない、と言っていると考えられるだろう [14]。

　これは当時のドイツの議論を紹介したものに過ぎないが、以後の安楽死問題に対する鷗外の立場も、この枠組に沿って考えられているのではないかと思われる。その意味において、この「甘瞑の説」には留意しておく必要があるだろう。

２－２　日露戦争への従軍体験（1904 年―1905 年）

　次に、鷗外の従軍体験がある。特に、悲惨を極めた日露戦争において安楽死問題に遭遇したのではないかと言われている [15]。これに関連することとして、「戦場における軍医の仕事は、戦力の維持と回復に努めることにある。つまり、軽傷者の治療や手当こそが本務であり、重傷者に多くの時間を当てることは本来的にできない、してはならないのである。また仮に、時間や人手に余裕があったとしても、前

線で本格的医療を施すことなどできるはずもなく、結局重傷者に対しては、その苦しみを和らげるための応急処置しかできることはない。戦記を読んでいると、傷ついた戦友から早く楽にしてくれと懇願されたといった記述に当たり前のように出会う」16)、ということも言われている。

　鷗外自身の著作の中には、日露戦争で直接そうした場面に立ち会ったといった記述は見つけられないけれども、「高瀬舟」の安楽死の場面については次のようなことも言われている。

　　喜助の罪跡のうちで、注目すべきは、彼が医者を招こうとしたことである。独逸の刑法学者の中には、医師の行うオイタナジーのみ許容しようとする者があるので、鷗外はその狭い見解に抗議するために、この一事を挿入したものと思われる。…ザウエル Sauer の如きも、その著『刑法の基本問題』（一九二一年版）の中で「戦場に於て徐々に死に往かんとせる者の苦痛を心臓への一撃に依て無くしてやる信実なる戦友の行為をば、人は如何に評価するであろうか。」といつて、非常の場合における非医師のオイタナジーを肯定している。17)

確かに、医者を呼びに行こうとする喜助を、弟が「医者がなんになる、ああ苦しい、早く抜いてくれ、頼む」18) と言って制する「高瀬舟」の場面には、鷗外自身の従軍体験が反映しているのかもしれない。

2－3　長女・茉莉に対する安楽死未遂（1908 年）

　鷗外自身の切実な体験として、1908（明治 41）年、百日咳で死に瀕した長女・茉莉の苦痛を見かねてモルヒネで安楽死させようとし、岳父（大審院判事を務めた荒木博臣）の反対で中止したことは、やはり鷗外の安楽死観を考える上で、最も重要な事柄だと思われる [19]。これについて当事者である森茉莉は、「注射」と題された文章の中で以下のように記述している。

　　母は蒼い顔で祖父を見上げて言った。「未里を楽にして戴こうと思います。注射で」「馬鹿ッ」破れるような声が頭の上から落ちた。母親と父親とは同時に祖父の顔を仰いだ。「何を言う。人間の寿命というものは分るものではない。未里にまだ寿命があったらどうする」祖父は医者の方を睨みながら、気がついたように坐った。袴の両脇に差込む祖父の手が、ぶるぶると顫えている。「もう俺が知った以上はさせん。医者も医者だ」医者が静かな声で言った。「お一人でも他家の方に知られましては私として、もう致すわけには参りません」膝の上の注射器を持った白い手が微かに動いた。

　　その日から三日経った夜、子供の病気は奇蹟的に好転したのである。[20]

　実は、鷗外にとって、この年は本当に不幸続きだった。まず 1 月 10 日には、長らく鷗外の手助けをしてきた弟・篤次郎（三木竹二＝劇評

家・医師）を亡くしているが、その解剖に立ち会った鷗外は解剖室で卒倒したと言う。続いて、２月５日には、次男・不律（赤ん坊）が百日咳で亡くなるが、不律は何度も何度も注射を打たれ、苦しみながら死んだと言う。そして、このことから、不律と同時に病床にあって苦しんでいた当時５歳の長女・茉莉に対する安楽死がなされようとしたわけである[21]。

　鷗外をして「高瀬舟」を書かせるに至った最も直接的な事柄は、やはりこの体験だったと見てよいだろう。

２−４　鷗外自身の最期（1922年）

　最後に、鷗外自身が治療と栄典を拒否し、「石見人森林太郎トシテ死セント欲ス」という「遺言」を残して自らの最期を迎えたということがある（後掲204頁の【資料２】「遺言」・【資料３】「医薬ヲ斥クル書」参照）。

　この「遺言」については、鷗外が思うように栄達がかなえられなかったことから、政府への批判や恨みを表したものと見る解釈もある。それによれば、鷗外は男爵位を待望していたが、それが国家から授与されなかったので、これを書いたという。「爵位は絶対に受けぬと先制して宣告することによって、授爵が黙殺されるという生涯の屈辱を、模糊のうちに免れることができる」わけで、その結果、「鷗外森林太郎が堂々たる大往生を遂げたことを、世人はだれひとり疑わなかった。屈辱の死を模糊とする企ては、成功した」[22]、というのである。

しかし、このような見方は誤りだとする別の解釈もある。長男・森於兎は父鷗外の生涯について語った講演の中で、この「遺言」について、「亡くなる前「自分は尽すべき事はして遺憾はない。最後に石見の森林太郎一個人として死にたい。墓は森林太郎墓として之の字を入れるな。宮内省、陸軍省からお手あてがあつても受けてはならぬ。これに対しては何人も容喙を許さぬ」と言つて亡くなりました」[23)]、と言い換えている。そこで、この線に沿って、この「遺言」は額面通り、「鷗外はまさに臨終の瞬間に、「個人」＝「石見人」、すなわち、「人間的な真実や尊厳」への回帰を望んだ」[24)]、と解釈されるべきだというのである[25)]。

　後述する「諦め」の問題を含む本論文の趣旨全体から考えて、私は以上の中では後者の解釈を支持したい。治療を拒否して自らの最期を迎えた鷗外は、現代的に言えば、「不治で末期に至った患者が、本人の意思に基づいて、死期を単に引き延ばすためだけの延命措置を断わり、自然の経過のまま受け入れる死」[26)]を迎えたという意味において、まさに「尊厳死」を遂げたと言えるのではないだろうか。

２−５　小括──理念型としての「甘瞑の説」

　ここで、鷗外にとっては、「甘瞑の説」が安楽死問題を考える場合の、いわば「理念型」（ideal type）として考えられるのではないか、ということを述べておきたい。これは、先に確認した「積極的安楽死は否認／消極的安楽死は容認」という「甘瞑の説」の図式に、鷗外が現実を当てはめて解釈したということではない。そうではなくて、現

実に起こる事柄はこの図式には当てはまらない場合が多く、むしろこの図式からはみ出したものをこそ、鷗外は問題にしようとしたのではないか、ということが言いたいのである。

　例えば、先に記したように従軍体験も反映しているのではないかと思われる「高瀬舟」の安楽死の場面において、鷗外がわざわざ、「わたくしは剃刀を抜く時、手早く抜かう、真直に抜かうと云ふだけの用心はいたしましたが、どうも抜いた時の手応は、今まで切れてゐなかつた所を切つたやうに思はれました」[27]、として問題を複雑化させているのには、この行為が「甘瞑の説」に「仮令病人は苦悶のために責められて、医に強請せんも、医は決して是に応ずべからず」として否認されている「積極的安楽死」と考えるべき行為なのか、それとも、「医は必ずしもすべての場合に強ひて死を遅くせんと欲するものに非ざる」として容認されている「消極的安楽死」に当たる行為なのかを敢えて不明にして、一つの難問を設定する意図があったのではないだろうか。そして、「高瀬舟」の最後の方で、「これは果して弟殺しと云ふものだらうか、人殺しと云ふものだらうか」[28]という疑を解けずに庄兵衛が煩悶する場面は、まさに鷗外自身がこの「難問」の前に立たされていることを表しているのではないだろうか[29]。

　また、長女・茉莉の安楽死未遂に関しても、例えば「安楽死学説を翻訳紹介してから10年、一度は安楽死肯定に傾いた鷗外の心中に、学説は学説としてひとまず措くとしても、安楽死の可否についての新たな疑問が、このとき芽生えたのではないだろうか」[30]、ということが言われている。その時、長女・茉莉に行おうとされていたのは、

モルヒネを打つことであった。これは緩和医療が進んだ現代であれ
ば、「間接的安楽死」として容認される行為に当たることかもしれな
いが、当時は一般にモルヒネを投与するという行為は「積極的安楽
死」に当たる行為と考えられていた。そこで、まだ安楽死に関する分
類が確立していなかったという状況下で、茉莉にモルヒネを投与す
ることが、果たして否認されるべき「積極的安楽死」に当たる行為な
のか、それとも、「強ひて死を遅くせんと」して無駄に苦しみを長引
かせないための「消極的安楽死」に当たる行為なのか、といった「難
問」を鷗外は突きつけられていたのではないかと思われるのである。

　但し、鷗外自身の最期に関して言えば、自分が医薬を受けることは
「強ひて死を遅くせんと欲する」ことである、と鷗外は確信していた
と言ってよいだろう。従って、鷗外は先に挙げた「医薬ヲ斥クル書」
や「遺言」を記したのである。

　以上、これは従来あまり指摘されてこなかったことだと思われる
が、鷗外の安楽死観は基本的には、彼が最初に紹介した「甘瞑の説」
の理論的枠組に規定されていると考えられるのである。

3．「諦め（Resignation）」としての安楽死

　さて、以上のような鷗外の生涯における安楽死関連の事柄に通底
するものは何かを考える場合、まず思いつくのは、鷗外文学の基調に
「諦念」があると言われていることである [31]。鷗外は自らの文学的
立場を表明した「予が立場」（1909 年）において、「私の心持を何と
いふ詞で言ひあらはしたら好いかと云ふと、Resignation だと云つて

宜しいやうです。私は文芸ばかりでは無い。世の中のどの方面に於ても此心持でゐる」[32]、と言っている。このことと、「高瀬舟」（1915 年12 月 5 日脱稿）がちょうど軍医を辞する決意をした頃（1915 年 11 月22 日引退表明）に書かれたこと [33] などを考え合わせるならば、「知足＝財産に対する諦め」「安楽死＝生に対する諦め」として、「高瀬舟」の二つの問題も統一的に解釈できるのではないだろうか。

　但し、「諦め」には次の二つの意味があることに注意する必要がある。すなわち、一方で、もともと中国では「諦」は「つまびらかにする」「まこと、さとり」の意味をもっていたし、日本でも古くは、「あきらむ」は「物事の道理を明らかにする」という意味で用いられていた。また、仏教では「真理」を意味する“satya”（サンスクリット語）・“sacca”（パーリ語）の訳語として「諦」を「タイ」と読んで用いてきた。しかし他方で、江戸時代に「望みを断念する」という用法が生まれ、しだいにこの日本的用法が主流となったと言われているのである [34]。

　鷗外の使用する「諦念」「諦め」という言葉については、専ら「日本風の用法」[35] だと見る見方もあるけれども、「単なる受動的な“あきらめ”ではなくて事象の本質を見据えた上での、強い意志を秘めた覚悟、“諦観”、と云え」る [36]、ということも言われている。

　以上のことから、鷗外の「諦め」には二重の意味があるのではないかと、私には思われる。鷗外が自ら体験し、また描こうとした安楽死には、何か「恨みがましい断念」といったものではなくて、「物事の道理を明らかにした上での断念」という意味があると思うのである。

例えば、「高瀬舟」には、喜助の話を聞き終えた庄兵衛が内心「喜助の話は好く条理が立つてゐる。殆ど条理が立ち過ぎてゐると云つても好い位である」[37]、と思うくだりがあるが、この「条理」という言葉はやはり「物事の道理」というほどの意味だろう[38]。また、長女・茉莉に対する安楽死未遂事件にしても、鷗外は主観的には茉莉の容態を、もう助からないものと「見極めた」という思いがあったことだろう（勿論、その後、実際には茉莉は回復したのであるから、「甘瞑の説」に「不治の症は動き易き概念」だとある如く、結果的にこれは見立て違いだったということにはなるが）。そして、鷗外自身の最期こそ、まさしく「自らの行く末（道理）を見極めた（明らかにした）上での選択（断念）」だったと思われるのである。

おわりに
――〈「諦め」としての安楽死〉の生命倫理学上の意義――

　以上、生命倫理学では、「高瀬舟」は「慈悲殺」を表す作品だと言われることが多いが、鷗外の安楽死観は情的な「慈悲」よりも、むしろ知的な「諦め」としての性格の方が強いと思われる。このことは、自己決定に基づく西洋的な〈自発的安楽死論〉に対して、専ら〈慈悲殺論〉を日本的オルタナティブとするような見方を覆すことである。そこで最後に、この〈「諦め」としての安楽死〉には、〈自発的安楽死論〉と〈慈悲殺論〉がいかに相互に対立し合うものだとしても、実はどちらも、その根拠となるような透徹した死生観に支えられなければ成り立たない、ということを明らかにする意義があることを以下

に説明して、本稿を閉じることにしたい。

　従来、アメリカの生命倫理学では、ビーチャムとチルドレスによる４原則（自律・無危害・善行・正義）のうち、自由主義的・個人主義的な自律原則が支配的であった。これに対して、一方では、それよりも共同体主義的な善行原則の方が重要であるといった、原則間の優先順序に関する議論もなされてきたけれども、他方では、そもそも自律であれ善行であれ、そうした原則を呪文のように唱えていれば事足れりとする議論のあり方自体に対して、いささか揶揄的な意味を込めて「原則主義（principlism）」という批判もなされてきた[39]。この図式を安楽死論に当てはめるならば、〈自発的安楽死論〉と〈慈悲殺論〉の対立は、自律原則と善行原則の間の対立だと考えることができるであろう。が、結局は、こうした対立に終始するよりも、むしろこの対立自体をどのように乗り越えるのかを考える方が重要だということになるであろう。

　このように考える時、〈「諦め」としての安楽死〉は重要な意味を持ってくると思われる。例えば、仮に自らの死に関して自律的に自己決定しなければならない場合があるとしても、それは単に「死ぬ権利」のような「権利」概念だけで成立するものではなく、その根底には「物事の道理に基づく断念」がなければ成り立たないであろう。また、他者の死苦に対して善行的な慈悲心をもって接することが一見いかに立派に見えても、それもまた本人及び関係者の「物事の道理に基づく断念」に支えられなければ、よくて善意の押しつけにしかならず、最悪の場合にはナチスの「恩寵の死（Gnadentod）」に似た単なる

殺人の正当化になってしまうのではないかと思われるのである。

　さらに、従来の生命倫理学が抱える別の重要な克服課題として、規範的原則と経験的事実が適切に関連づけられてこなかったという問題があるが、その理由の一つには、〈「…である（is）」事実から「…であるべき（ought）」規範は導出できない〉というヒュームの法則に由来する哲学的伝統の影響が考えられる、ということが言われている[40]。安楽死論においても、〈自発的安楽死論〉か〈善行的慈悲殺論〉かという規範的原則（ought）の問題を、死生の事実（is）に対する確かな認識と結びつける必要があるのではないだろうか。〈「諦め」としての安楽死〉とは、そのような確かな認識を示すものだと言えるであろう。

　鷗外の「諦念」には仏教や老荘思想の要素もあると言われている[41]。が、これについては今回十分調べられなかったので、今後の課題としたい。ともあれ、〈「諦め」としての安楽死〉は、近代日本の一個の知性が西洋近代との格闘を通して到達した、東洋的・日本的安楽死観のもう一つの類型だと言えないだろうか。鷗外は留学時代を回想した自伝的な作品である「妄想」（1910 年）において、死とは自我が無くなることだとした上で、「自分は小さい時から小説が好きなので、外国語を学んでからも、暇があれば外国の小説を読んでゐる。どれを読んで見てもこの自我が無くなるということは最も大いなる最も深い苦痛だと云つてある。ところが自分には単に我が無くなるといふこと丈ならば、苦痛とは思はれない」[42]、と記している。〈「諦め」としての安楽死〉には、西洋的な「自我」を揺り動かすという意味も認

めJられるであろうQ。そして、それが今後の日本における終末期の判断
においてどのような意味をもつのかと言うと、人の死苦に接する場
面では、確固たる「自我」の存続を前提として、「自律」か「善行」
かといった原則間の優先順序をめぐる対立ばかりに目を向けるより
も、むしろ死生の道理を見極める諦観こそが求められる、ということ
を明らかにする意味があると言えるのではないだろうか。

注

1）『鷗外全集』16，岩波書店，1973，221-235 頁.

2）小林亜津子『看護のための生命倫理』ナカニシヤ出版，2010〔改訂版〕，
　　7-8 頁.

3）他に，大谷いづみ「「尊厳ある死」という思想の生成と「いのちの教育」」
　　関口グローバル研究会『SGRA レポート』41，2008，40 頁；沖永隆子「「安
　　楽死」問題にみられる日本人の死生観――自己決定権をめぐる一考察―
　　―」『帝京大学短期大学紀要』24，2004，73 頁，74 頁，79 頁等参照.

4）笠井清『鷗外「山椒大夫」「高瀬舟」新講』有信堂，1956，143-144 頁.

5）片岡良一「「雁」から「高瀬舟」へ」『近代日本の作家と作品』岩波書店，
　　1939，471 頁.（＝但し，旧字体は新字体に改めた. 以下，【資料】を除
　　くすべての引用文につき同様.）

6）他に，長谷川泉「「高瀬舟」論」『森鷗外論考』明治書院 1991，994-995
　　頁等参照.

7）山田晃「鷗外における「歴史を超えるもの」について――「安井夫人」

から「高瀬舟」まで――」『日本の近代文学――作家と作品――』角川書店，1978，91頁.

8）田中実「〈読む〉「高瀬舟」私考」『日本文学』28（4），1979，77-79頁.

9）外尾登志美「「高瀬舟」論――物質からの自由、時の権威からの自由――」『大阪教育大学紀要　第Ｉ部門　人文科学』45（2），1997，59頁.

10）他に，猪野謙二「『高瀬舟』における鴎外の人間認識」『明治の作家』岩波書店，1966，508-520頁；吉野俊彦「初めて問われた安楽死問題――『高瀬舟』」『権威への反抗――森鷗外』PHP研究所，1979，312-314頁等参照.

11）『鷗外全集』33，岩波書店，1974，605-608頁.「甘瞑の説」については，高橋正夫「安らかな瞑目――鴎外の「甘瞑の説」――」『杏林医会誌』29（2），1998，257-261頁；高橋正夫「森鷗外の「甘瞑の説」――「生命の質」への一視座――」『日本医史学雑誌』46（4），2000，553-563頁；箱石匡行「安楽死と人間の生の意味」『岩手大学教育学部研究年報』56（2），1997，5-7頁等参照.なお，「甘瞑」の語の出典は，「彼の至人なる者は，精神を無始に帰して，無何有の郷に甘瞑（眠）し，無形に水流して，大清に発泄す」（金谷治訳注『荘子　第四冊（雑篇）』岩波書店，1983，178頁）だとされている（箱石，6頁）.

12）鷗外は「甘瞑の説」の末尾に「本説は伯林大學助教授 Martin Mendelssohn の文の要略なり」（前注11の『鷗外全集』33，608頁）と記しているが，この「Mendelssohn」は誤りで，正しくは「Mendelsohn」である．この誤記のために前注11の論文はみな，「甘瞑の説」の著者を「メンデルスゾーン」と表記しており，それゆえ従来は鴎外が翻訳した原文も不明であ

った．しかし，この原文の著者が Martin Mendelsohn（1860 年—1930 年）であることが分かったことから，原文も Über die Euthanasie, *Zeitschrift für Krankenpflege*, 1, 1897, S. 1-7, S.36-39 (Gerd Grübler Hg., *Quellen zur Deutschen Euthanasie-Diskussion 1895-1941*, Lit, 2007, S.50-60 に再録）であることが判明した（金城ハウプトマン朱美「森鷗外「甘瞑の説」とマルティン・メンデルゾーン「安楽死について」の比較考察」『独逸文学』60, 2016, 47-76 頁参照）．なお，「甘瞑の説」はメンデルゾーンの論文の「抄訳」だと言われてきたが，原文と照らし合わせてみると，単にその一部を抜き出して翻訳したものとは言えず，また鷗外自身の考えを付加している部分もあって「要約」とも言えないので，「紹介」とするのが最もよいのではないかと思われる．但し，メンデルゾーンの論文と「甘瞑の説」の詳細な比較検討は今後の課題としたい．

13)『鷗外全集』33, 岩波書店, 1974, 607 頁.

14)「甘瞑の説」については，「積極的安楽死」が否定されていることだけをもって，単純に「安楽死否定論」だと説明されることがあるが（前注 11 の文献の他，例えば長谷川泉「「高瀬舟」の周辺」『点滴森鷗外論』明治書院, 1990, 154 頁），「消極的安楽死」の方は容認していることにも注意すべきだろう．なお，「甘瞑の説」は，本文に引用した箇所に続けて，「医の応に行ふべき所には、精神上の手段あり。病人をして生活の望を維持せしむることその最も重要なるものなり。此望は医の先づこれを絶つこと、往々早きに過ぐ。是れ不慮の転帰の軽快を致すことあるべきを思はざるなり。医已に望を絶てり。決して其病人を見放すこと勿れ。…

形骸上には医は周密なる看護法を命じて後始めて退き去るべきなり。看護は往々死に近づきて等閑にせらる。是れ不都合此上なきものといふべし」として，「此際は専業看護人，殊に看護婦の力を致すべきこと最も多し。病室の空気は時々窓を開いて新鮮ならしむべし。…病人の周囲はすべて清潔ならしむべし。…断末魔の時、冷汗出でば、綿巾もて拭くべく、手足厥冷せば温水瓶もて暖むべし。…」などと，看取りについての周到な手法が記されているので，これはまさに「現代における「臨終の行儀」のための見事な医学的作法の書」（前注 11 の高橋，1998，257-258 頁）とも言われている．重要な指摘だと思われる．

15) 鷗外の日露戦争への従軍体験については，小澤次郎「森鷗外「高瀬舟」再考」『北海道医療大学人間基礎科学論集』36，2010，B2-B3 頁；佐藤春夫『陣中の竪琴』冨山房，1939；三好行雄「「高瀬舟」について――その成立――」『三好行雄著作集第 2 巻　森鷗外・夏目漱石』筑摩書房，1993，113 頁；山下政三「日露戦争時の森林太郎」『鷗外』77，2005，56-75 頁等参照．

16) 加藤陽一「中学国語教科書を読む（十）「高瀬舟」（森鷗外)」『リベラシオン』148，2012，155 頁．

17) 瀧川政次郎「鷗外と安楽死――日本におけるユーサネージアの思想――」『朝日評論』5（3)，1950，75 頁．

18) 『鷗外全集』16 巻，岩波書店，1973，232 頁．

19) この件については，小堀杏奴『晩年の父』岩波書店，1981，181-185 頁；田淵昌太「病苦と生命の尊厳と――『告白』（シュトルム）変奏曲としての『高瀬舟』――」『ドイツ文学論集』35，2002，85 頁；森於菟『屍室

　断想』時潮社，1935，214-216 頁；森茉莉『父の帽子』講談社，1991，

　　57-59 頁，61-64 頁等参照．

20) 前注 19 の森茉莉，64 頁（＝「未里」は「茉莉」のことである）．但し，

　　この場面につき，長男・森於菟によれば，専ら母（鷗外の後妻・志げ＝

　　於菟の継母）が茉莉に注射を打つことを強く要求し，それを鷗外が「さ

　　う云ふことは，暗黙の裡にやるべきことで，口に出していつては決して

　　医者としては出来ないことである」と言ってなだめたことになっている

　　（前注 19 の森於菟，215 頁）．しかし，二女・杏奴はこの於菟の記述は

　　「事実とは全然違った事柄」だとしている（前注 19 の小堀，183 頁）．

21) この経緯に関しては，特に前注 8 の田中，80-81 頁を参照．

22) 大谷晃一『鷗外，屈辱に死す』人文書院，1983，184 頁，191 頁．

23) 森於菟「父鷗外の生涯」『島根評論』11 (6)，1934，23 頁．

24) 池野誠「鷗外と石見――遺言の「石見人森林太郎」が意味するもの――」

　　『鷗外』84，2009，113 頁．

25)「遺言」に関しては，前注 24 の他に，池野誠「鷗外の死は「覚者」とし

　　ての死」長谷川泉編『文学に現れた遺書・遺言』至文堂，1998，73-99

　　頁；池野誠「鷗外の遺言に表白された精神」『森鷗外の青春文学』山陰文

　　芸協会，1999，49-91 頁等参照．

26) http://www.songenshi-kyokai.com/question_and_answer.html (2016 年

　　5 月 12 日)．

27)『鷗外全集』16，岩波書店，1973，233 頁．

28)『鷗外全集』16，岩波書店，1973，234 頁

29) 喜助の行為については，嘱託によって弟を殺そうとしたものではなく，

死に瀕する弟の状態を悪化させないように注意しながら剃刀を引き抜いたにもかかわらず，手もとが狂って弟の死を早める結果になったものにすぎないから，法的には「過失致死」に当たるという見解もある（植松正「『高瀬舟』と安死術」『法学教室』7，1963，194頁）．但し，本論文では，喜助の行為が嘱託殺人か，自殺幇助か，それとも過失致死かといった刑法上の議論には立ち入らないことにする．

30) 前注19の田淵，85頁．

31)「諦念」に関しては，岡崎義恵「森鷗外の諦念（一）──木下杢太郎の鷗外論──」『心』21（8），1968a，13-24頁；岡崎義恵「鷗外の初期における諦念──森鷗外の諦念（二）──」『心』21（9），1968b，21-32頁；岡崎義恵「成熟期における鷗外の諦念──森鷗外の諦念（三）──」『心』21（10），1968c，12-19頁；岡崎義恵「諦念の心理分析──森鷗外の諦念（四）──」『心』21（11），1968d，102-110頁；岡崎義恵「諦念の文芸的考察──森鷗外の諦念（五）──」『心』22（1），1969a，48-60頁；岡崎義恵「諦念の三段階と問題点──森鷗外の諦念（六）──」『心』22（2），1969b，21-31頁；岡崎義恵『鷗外と諦念』宝文館，1969c；福田清人・河合靖峯編著『森鷗外』清水書院，1966，127頁；安川民男「鷗外と魯迅の"諦観"」『鷗外』74，2004，39-54頁；吉野俊彦「あきらめの哲学──『Resignationの説』」『あきらめの哲学──森鷗外』PHP研究所，1978，9-26頁等参照．

32)『鷗外全集』26，岩波書店，1973，393頁．「予が立場」については，前注31の岡崎，1968c，12-13頁；中村武羅夫「自伝的文壇五十年【終回】」『東北文学』2（7），44-45頁等参照．

33)「大正四年日記」『鷗外全集』35, 岩波書店, 1975, 677-678 頁.

34) 以上の「諦め」の二つの意味については, 前注 31 の岡崎, 1969c, 278-280 頁；安川, 2004, 53-54 頁に依る.

35) 前注 34 の岡崎, 280 頁.

36) 前注 34 の安川, 51 頁.

37)『鷗外全集』16, 岩波書店, 1973, 234 頁.

38) 但し, 1875（明治 8）年太政官布告 103 号「裁判事務心得」3 条に「民事ノ裁判ニ成文ノ法律ナキモノハ習慣ニ依リ習慣ナキモノハ条理ヲ推考シテ裁判スヘシ」とあったように,「条理」には, 法の欠缺を補充する解釈上・裁判上の基準という法的な意味もある（『新法律学辞典』有斐閣, 1989〔第三版〕, 748-749 頁).「高瀬舟」にこの意味を読み込めるかどうかは今後の課題としたい.

39) アメリカの生命倫理学においてどのようにして自律原則が支配的となり, そしてそれに対してどのような批判が展開されてきたかを的確にまとめたものとして, Paul Root Wolpe, The Triumph of Autonomy in American Bioethics: A Sociological View, Raymond DeVries and Janardan Subedi eds., *Bioethics and Society: Constructing the Ethical Enterprise*, Prentice Hall, 1998, pp.38-59 参照.

40) Pascal Borry, Paul Schotsmans and Kris Dieickx, The Birth of the Empirical Turn in Bioethics, *Bioethics* 19 (1), 2005, pp. 49-71 参照.

41) 坂本圭「森鷗外「高瀬舟」と『老子』──近世思想的視座による再検討──」『国文研究』57, 2012, 35-45 頁；杉山二郎「森鷗外とインド学・

仏教学」『国際仏教学大学院大学研究紀要』3，2000，69-123頁；安川
民男「鷗外と唯識」『鷗外』76，2005，47-62頁；前注7の山田，79-92
頁等参照.

42)『鷗外全集』8，岩波書店，1972，202頁.

【資料１】抜粋

此話は翁草に出てゐる。池邊義象さんの校訂した活字本で、ペエジ餘に書いてある。私はこれを讀んで、其中に二つの大きい問題が含まれてゐると思った。一つは財産と云ふものの觀念である。錢を持つたことのない人の錢を持つた喜は、錢の多少には關せない。人の欲には限がないから、錢を持つて見ると、いくらあればよいといふ限界は見出されないのである。二百文を財産として喜んだのが面白い。今一つは死に掛かつてゐて死なれずに苦しむ場合である。死なせて遣ると云ふ事である。人を死なせて遣れば、即ち殺すと云ふことになる。どんな場合にも人を殺してはならない。翁草にも、教のない民だから、應意がないのに人殺しになつたと云ふやうな、批評の詞があつたやうに記憶する。しかしこれはさう容易に片づけられる問題ではない。

ここに病人があつて死に瀕して苦しんでゐる。それを救ふ手段は全くない。傍からその苦しみを見てゐる人はどう思ふであらうか。縱令教のある人でも、どうせ死ななくてはならぬものなら、あの苦しみを長くさせて置かずに、早く死なせて遣りたいと云ふ情は必ず起る。ここに麻醉藥を與へて好いか惡いかと云ふ疑が生ずるのである。其藥は彼を死量でないにしても、多少死期を早くするかも知れない。それゆゑ遣らずに置いて苦しませてゐなくてはならない。しかし醫學社會には、これを非とする論がある。即ち死に瀕して苦むものがあつたら、樂に死なせて、其苦を救つて遣るが好いと云ふのである。これをユウタナジイといふ。樂に死なせるとふ意味である。高瀬舟の罪人は、丁度それと同じ場合にゐたやうに思はれる。私にはそれがひどく面白い。（「髙瀬舟縁起」『鷗外全集』十六、岩波書店、一九七三、二三七頁）

＊

庄兵衛は今喜助の話を聞いて、喜助の身の上をわが身の上に引き比べて見た。…彼と我との相違は、謂はば十露盤の桁が違つてゐるだけで、喜助の難有がる二百文に相當する貯蓄だに、こつちにはないのである。さて桁を違へて考へて見れば、鳥目二百文でも、喜助がそれを貯蓄と見て喜んでゐるのに無理はない。其心持はこつちから察して遣ることが出來る。しかしいかに桁を違へて考へて見ても、不思議なのは喜助の慾のないこと、足ることを知つてゐることである。（「髙瀬舟」『鷗外全集』十六、岩波書店、一九七三、二二八・二二九頁）

余ハ少年ノ時ヨリ老死ニ至ルマデ
一切秘密無ク交際シタル友ハ
賀古鶴所君ナリ。コヽニ死ニ
臨ンデ賀古君ノ一筆ヲ煩ハス
死ハ一切ヲ打切ル重大事
件ナリ。奈何ナル官権威力ト
雖此ニ反抗スル事ヲ得ズト信ズ
余ハ石見人森林太郎トシテ
死セント欲ス。宮内省陸軍省皆
縁故アレドモ生死ノ別ル、瞬間
アラユル外形的取扱ヒヲ辞ス
森林太郎トシテ死セント欲ス
墓ハ森林太郎ノ墓ノ外一
字モホル可ラス。書ハ中村不折ニ
依託シ宮内省陸軍ノ栄典ハ
絶対ニ取ラザル儀ト毛続ハ
ソレゾレアルベシコレ唯一ノ友人三
ヒ残スモノニシテ何人ノ容喙ヲモ許
サス。大正十一年七月六日

森林太郎 言
賀古鶴所 書
（拇印）

森林太郎
男　爵
友人
総代
賀古鶴所　於菴
以上。

（山崎一穎監修『鷗外　その終焉——津和野への回帰——』森鷗外記念館、2002、26頁のものを使用。『鷗外全集』38、岩波書店、1975、112頁参照）

昔、支那に神卜があった。人を見て、その人が何年何月何日に何事で死ぬる、ということがわかった。もし一人がそれを聞くと、それが心の全幅を占領して、それより外の事は考えられない。いかなる聖賢でも、その時から胃癌などはかまはず。

これを知っても、あばれ出すから自然にわかる。必ずしも医者をまたない。千万人の老若男女が皆平気でその日その日をくらしているのは、自己の内部に何物があるのか知らないからである。ところが、内部に何物があれば大抵あれを薬丸夫も平気ではいられまい。そこで、人に話す。医者にかかる。真の pathologischer Prozess よりも心持が大抵それを薬すことになるから、前途の経過もおそり頭をわっておち着かせる。仮に、僕が明日電車から落ちて死ぬのもうとか、非常に忙しい考が動くであろう。そして、虚心に考えると、それがなんにも用立たぬものであろう。前知せずにいて死ぬると同一であろう。僕の左腕に何物かがあるのを、病人の極印が打たれる。しかし、医者にその Prozess がわかるとこまることもある。わからぬこともある。名医で掌に指せるにならば、十の神にも見てもらうことが出来る。そして、これが人生の望ましい事であらうか。前途の経過を知るよりも、さきがけて何をか言われるかが何の程度にまで平気ではいられまい。即ち、精神状態のわるくなるもの、その作用の僕の意識になるか、わからぬことも多少考えている。また、全然無経験でも、死を決したなりにも平気ではいられまい。しかし、内部のきたなり生えのきたなり、内部の問題をあるなら、これは明白である。これで何物かがあるだろう。今こそこれを医者にみせる。胸も腎も健全だと云われることと同じように平気ではいられまい。仮に医者が何の程度にまで平気ではいられまい。生死の問題をある内部問題をあるなら、これは明白である。間違わないとする。これで用心する廉々でもあるか。女、酒、煙草、宴会、皆禁じている。これをやめて一年長く呼吸して延ばすかどうか、疑問である。ここに、どんな名医にも見てもらわない、とよう結論が生ずる。大正十一年五月十六日　森林太郎　賀古鶴所様へ、『鷗外全集』三十六、岩波書店、一九七五、六三一―六三二頁＝但し、読み易くするために、カタカナをひらがなに変え、適宜、句読点を付け、旧字体を新字体に、歴史的仮名遣いを現代仮名遣いに改めた。山崎一穎監修『鷗外　その終焉——津和野への回帰——』森鷗外記念館、二〇〇二、一八・二〇頁も参照した。「医薬ヲ斥クル書」という題名は賀古鶴所が付けたものである。）

205

第6章　安楽死論事始め
——森鷗外「甘瞑の説」の意義と問題点——

————要　旨————

　日本における安楽死に関する初期の文献としては、森鷗外の「高瀬舟」
（1916）に言及されることが多い。しかし、鷗外はそれ以前に、当時のドイ
ツにおける先端的な論文の一つである Martin Mendelsohn の "Über die
Euthanasie"（1897）という論文を、「甘瞑の説」（1898）と題して翻訳して
いた。これは日本における「最初の安楽死論」と言えるものである。ところ
が、鷗外は「メンデルゾーン」を誤って「メンデルスゾーン（Mendelssohn）」
と記していたので最近まで原文が特定されず、これに関する研究はあまりな
されてこなかった。本研究では、原文と鷗外訳の照合を通して、「安楽死論
事始め」の模様を描き出すことを試みる。結論としては、メンデルゾーンが
"Euthanasie" の語を「積極的及び消極的安楽死」から「緩和ケア」までの
幅広い意味で使用していたことから、鷗外の初期的関心も「積極的安楽死」
ではなく「間接的安楽死」にあったことが確認される。また、その視点から
「高瀬舟」の主題が再考される。

————SUMMARY————

　As far as the early document about the euthanasia in Japan is
concerned, it is often referred to as "Takasebune" (1916) by Ogai
Mori. However, before this, Ogai translated the article "Über die

Euthanasie" (1897) by Martin Mendelsohn, which was one of the leading papers in Germany at the time, with the title "Kanmin no setsu" (1898). This can be called "the first euthanasia document" in Japan. However, Ogai wrote "Mendelsohn" as "Mendelssohn" by mistake. So, the article has hardly been studied without the original being identified until recently. In this study, I try to clarify an aspect of "beginning of topic regarding euthanasia in Japan (Anrakushiron kotohajime)" through collation of the original and the translation by Ogai. It is concluded that Ogai was initially interested in "indirect euthanasia" more than "active euthanasia," because Mendelsohn used the word "Euthanasie" in a very broad sense from "active and passive euthanasia" to "pallative care." In addition, the subject of "Takasebune" is re-examined by the above viewpoint.

はじめに

　日本で最初に安楽死を問題にした文献が、森鷗外（1862-1922＝以下、「鷗外」と記す）の「高瀬舟」（初出は 1916 年 1 月 1 日発行の『中央公論』31 年 (1)）だと思っている人は少なくないであろう[1]。しかし、安楽死を主題にした小説という意味では「高瀬舟」が最初のものだとしても、その由来を記した「高瀬舟縁起」（初出は 1916 年 1 月 1 日発行の『心の花』20 (1)）も含めて、これが日本初の「安楽死

論」だと言うことはできない。

　また、「高瀬舟」以前に安楽死問題を紹介したものとして、憲法学者・市村光惠（1875-1928）の『医師之権利義務』（宝文館、1906 年）が挙げられることがある[2]。同書で市村は“Euthanasie”に「安死術」「速死術」という訳語を当て、自身は否定論に立ちながら、当時のドイツの賛否両論やアメリカの立法動向を紹介している[3]。しかし、これも「最初」の安楽死論とは言えない。

　実は日本における「最初の安楽死論」は、これも鷗外によるものであるが、「甘瞑の説」（初出は 1898 年 6 月 1 日発行の『公衆医事』2 (5)）[4]だと思われる。これはマルティン・メンデルゾーン（Martin Mendelsohn, 1860-1930）の安楽死論（Über die Euthanasie, *Zeitschrift für Krankenpflege* 1, 1897）[5]の抄訳である。この論文は、ドイツにおける安楽死論争の起源とされるアドルフ・ヨスト（Adolf Jost, 1874-1908）の『死ぬ権利』（*Das Recht auf den Tod*, Dietrich, 1895）[6]に次いで出されたもので、鷗外はいち早くこれを紹介していた。ところが、鷗外は「甘瞑の説」の末尾に、著者の表記を誤って「本説は伯林大学助教授 Martin Mendelssohn の文の要略なり」[7]（「メンデルゾーン」を「メンデルスゾーン」）と記していたので、「甘瞑の説」の原文は長らく不明であった。これが誤記だと判明して、原文が特定されたのはつい最近のことである[8]。

　そこで本稿では、原文と「甘瞑の説」の照合を通して、いわば日本における「安楽死論事始め」の模様を描き出してみたい。

1. 「甘瞑の説」の背景

　照合に入る前に、鷗外がなぜ"Über die Euthanasie"を紹介したのか、その背景事情を記しておきたい。これに関しては以下の二つが考えられる。

1−1　啓蒙活動の一環として

　第一に、鷗外は啓蒙活動の一環としてこれを紹介したということである。4年間（1884-1888）のドイツ留学を終えて帰国した鷗外は1889年以降、いくつかの医学雑誌の編集・創刊を通じて近代医学を日本に根づかせようとしたが、そうした雑誌の一つとして1897年に『公衆医事』という雑誌を発刊した[9]。その趣旨は以下のようなものであった。

　　同志相謀り、新たに公衆医事会を起し、公衆医事は其機関たり。
　　凡そ物の起るや、起らざるを得ざる事由ありて存す。曰く政党、曰く会社、曰く学会、曰く何、曰く何、皆然らざるは莫し。公衆医事会の起る、豈縁由するものなからんや。
　　夫れ俗界の事は、日刊新聞ありて之を報道し、論評し、見る者をして警むる所あり。聞く者をして恥づる所あらしむと雖、医界の事に至りては公衆の耳目に入るもの少なく、権謀を擅まゝにし、黠譎を逞うする者あるも、人之を怪まず、一派に党し、公正を欠く者あるも、人之を異とせず、議権を蔑し、暴戻を横にする者あるも、人之を咎めず、権門に夤縁し、当局に阿附し、結託して以て己れの利

209

を図る者あるも、人之を譲めず、老朽を推し、小人を薦め、以て己れの地位を固くし、又以て後進の路を塞ぐ者あるも、人之を詰らず、凡そ此類枚挙に遑あらず、若し遂に之を問わざらんか、封豕長蛇、底止する所を知らず、其弊や将に測られざらんとす。公衆医事会玆に於て起れり。而して公衆医事脛なくして四方に走り、以て其非を鳴らさんとす。[10]

　これに関しては、「その発刊の理由と発行継続の熱意をみると、鷗外が『公衆医事』を通じて医学の啓蒙と評論活動にいだいた使命感ともいうべきものを認めることができる」[11] と言われている。「甘瞑の説」はこの『公衆医事』の第2巻第5号に掲載されたものである。そして、その原文である "Über die Euthanasie" は、当時ドイツで看護学を確立しようと奮闘していたメンデルゾーンが、自ら編集を引き受けた 'Zeitschrift für Krankenpflege' という雑誌の第1号冒頭に掲載された先駆的な論文であった。

1－2　日清戦争（1894年1895年）への従軍

　第二に、日清戦争の影響が考えられる。鷗外は第二軍兵站部軍医部長として従軍したが、1894年11月の旅順攻略後、同年末の報告文に以下のようなことを記している。

　別に俘虜傷者二十二人、俘虜病者四人あり。病虜の一人両足凍傷して後、壊疽をなす。乃ち之を裁断す。一夜、此虜繃帯を開鬆し、

其一片を裂いて頸に纏絡し自ら縊れんと欲する者に似たり。其故を問へば則ち云く。既に両脚を失う、何に縁りてか活をなさん、死するに若かずと。慰諭して僅に止む。其性命を重んぜざる、固より笑う可しと雖、国俗此の如きを致す所以の者あるに想い到れば、亦洵に憫むに足るものあり。[12)

　要するに、現地の寒さが深刻な問題となる中、ある捕虜が凍傷で両足を切断することになり、それならもう生きていても仕方がないと言って自殺をはかったのに対して、慰め諭して自殺を思いとどまらせたというのである。この文に関しては、「鷗外の手になるものだけでなく概して冷静一方の軍人の報告文が、このように深い同情の念を表白するのはあまり例を見ない」[13)] と評されている。鷗外自身のこうした体験が、"Über die Euthanasie" を紹介しようと思い立つことには影響を与えていたのかもしれない[14)]。

２．マルティン・メンデルゾーンについて[15)]

　次にメンデルゾーンの経歴を確認しておきたい。

　メンデルゾーンは 1860 年、ポーゼン（ポーランド中西部の商工業都市＝1945 年までドイツ領）にユダヤ人両親の子として生まれた。鷗外より２歳年上のドイツの医師で、ベルリン大学教授を務めた人である。

　彼は 1879 年からベルリン大学医学部においてエルンスト・フォン・ライデン（Ernst von Leyden, 1932-1910）[16)] の指導を受けて、

医学における食餌療法と看護の重要性にめざめ、医学の一専門分野として看護学の確立に尽力した。1895 年に"Krankenpflege und spezifische Therapie"という論文で大学教授資格を得て大学私講師（Privatdozent）となり、1897 年 6 月 28 日にはライデンらによって教授昇格願いが大学に提出され、1899 年 5 月 20 日に教授の称号が授与されている。

　また、彼は「科学的看護」(wissenschaftliche Krankenpflege) という講義の実施を懇願し、1902 年に許可が下りている。彼は、医師は一日のうち 23 時間 45 分は患者のそばにいるわけではなく、その間は看護が応用治療（angewandte Therapie）として医師の機能を代用している等として、看護の重要性を強調したという。

3．"Über die Euthanasie" （原文）と「甘瞑の説」（鷗外訳）

　それでは、"Über die Euthanasie"と「甘瞑の説」の照合作業に入りたい。以下、まずこの論文の全体的な流れを確認してから、その後、原文と鷗外訳の間で重要な違いがある部分に焦点を当てて、問題点を検討することにしたい。

3－1　原文（及び鷗外訳）の要旨

　原文も鷗外訳も見出しなどを付けて項目分けをすることはしていないが、筆者なりに見出しを付けて区切ってみると、原文は以下のような順で議論を進めている（鷗外の抄訳も原文通りの順になってい

る。以下、(1)〜(9)の各項目に**ゴシック体**で見出しを付け、──の後に各項目の要旨を記す)。なお、原文の"Euthanasie"は後記の如く「緩和ケア」の意味も含めて非常に多義的に用いられており、これを「安楽死」などの訳語に置き換えてしまうと、それではカバーしきれない意味も含まれているので、以下、そのように多義的な意味で使用されている場合には「オイタナジー」のまま話を進め、もっぱら安楽死の意味のみを示す場合には「安楽死」と記すことにしたい。

(1)**オイタナジーとは？**──オイタナジーを「安らかな死」と定義し、それに対する配慮は医師の最も重要な任務であるとする。

(2)**医療活動とは？**──患者の最期の一息まで医師は傍観者であってはならないとする。

(3)**医療活動の３つの方法**──医療活動には手術・投薬及び看護の３つがあり、オイタナジーはそのうち看護の不可欠な要素であるとする。

(4)**無危害原則に反する２つの方向**──安らかに死にゆく人を妨げ、苦しめることは医療の最高原則である無危害原則に反するとした上で、手術を施す等の侵襲的な治療行為と、完璧なオイタナジーをもたらそうとするあまり生じる過剰な世話、の２つの方向において安らかな死が妨げられる恐れがあるとする。

(5)**死に至るプロセスとオイタナジー**──死にも「頓死」から

「自然死」まで種々の形態があり、各々に合ったオイタナジーの手段を尽くすべきであるとする。

(6)**人間（高等動物）の死とオイタナジー**　──人間は死に臨んで感覚や意識を失って苦しみを感じない場合が多いが、それでもなお医師にはなすべきことが多いとする。

(7)**積極的安楽死の否認**──医師には、終末期の苦痛を短くするために、故意に人を早く死なせる権限はないとする。

(8)**消極的安楽死の容認**──医師には、必ずしもすべての場合に強いて死を遅くする義務はないとする。

(9)**オイタナジーの本来的な３つの技術的手助け**──オイタナジーの本来的な技術的手助け（世話）は、精神的・身体的な及び治療上の作用に従って３つに分けられるとして、各々について終末期の患者に対してなすべきことを念入りに記す。精神的には最期まで患者の望みを保つことが医師等の最も重要な任務であること、身体的には看護が不可欠であること、そして治療上の問題としては、終末期の治療は消極的なもので、モルヒネ等の麻酔薬は限定的な使用にとどめるべきだとする。特に身体的な世話については、新鮮な空気、清潔さ、寝床と体位、安静（視覚・聴覚等の問題）、飲食、迷信の排除について、具体的かつ詳細に説明されている。

以上の中から特に重要だと思われる、(1)**オイタナジーとは？**、(7)

積極的安楽死の否認、(8)消極的安楽死の容認、(9)オイタナジーの本来的な３つの技術的手助け、の部分の問題点を以下に取り上げたい。

３－２　オイタナジーとは？（文末 226 頁の【資料１】参照）

　まず冒頭のオイタナジーを定義する部分を確認する。ここは鷗外が原文の文言をあまり省略することなく、比較的忠実に訳している部分である。「甘瞑 Euthanasie とは安く死する謂のみ」と始まる「甘瞑の説」は、鷗外初期のいわゆるドイツ三部作（「舞姫」1890 年・「うたかたの記」1890 年・「文づかひ」1891 年）同様、「現代日本人が二度と書くことのできなくなったこの清麗で理智的で詩的な」[17]、しかしそれでいて簡にして要を得た独特な雅文体で書かれている。

　但し、原文の「医術には、死から恐怖を取り除き、死の苦しみを緩和するという拒否できない任務がある」という一文を、鷗外は逐語的に訳出していないことには注意を要する。後に記すように、メンデルゾーンは「安楽死」のみならず「緩和ケア」まで含む広い意味で "Euthanasie" という語を使用しており、この一文はそのことを示しているのであるが、これを「甘瞑は医の当に力を致すべき所のものなり」というごく簡単な文にまとめてしまうことによって、鷗外訳は「オイタナジー」のもつ多義性を表現し損なっていると思う。

　なお、「甘瞑」の語の典拠は『荘子』であると言われている[18]。

３－３　積極的安楽死の否認（文末 227 頁の【資料２】参照）

　積極的安楽死を否認しているところは、最も重要な箇所だと思わ

れる。この部分には、原文と鷗外訳の間で以下の三点において重要な違いがある。

　第一に、メンデルゾーンは、「医師には、死にゆく人の苦痛を短くするために、どっちみち消えゆく生を、予想より早く終わらせ、故意に短くする権限があるであろうか」という問いを立ててそれを否定しているけれども、にもかかわらず一応それも「言葉の最も広い意味において、「オイタナジー」であろう」として、積極的安楽死がオイタナジーの一つとして存在し得ることは認めている。しかし、鷗外はこの文を訳していない。鷗外はそもそも積極的安楽死の存在自体を認めていなかったのだと思われる。

　第二に、メンデルゾーンは、積極的安楽死が否認される根拠の一つに、それが「神の法に…反している」ということを挙げているが、鷗外はこれも訳していない。これに関しては、「日本では一神教信者が少ないので、これは日本人にとってなじみのない表現だったがために、削除されたのではないか」[19)]と言われている。鷗外は、例えばアンデルセンの『即興詩人』の訳においても超自然的（宗教的）な意味をもつ言葉を省略しているが、それについては、「鷗外は文学の作品を訳す以上に、西洋文化をいかに取り入れるか、何を捨てるかに腐心していたのです。それは、おのれの教養と文化的背景を抵当にして行なった賭でした。鷗外の西洋文学の翻訳は西洋「文化」の翻訳でした」[20)]、と言われている。「甘瞑の説」における「神」の削除にも、「西洋文化の日本化」[21)]という意味があったと言ってよいであろう。

　第三に、メンデルゾーンは、積極的安楽死を否定するもう一つの根

拠として、「生は譲渡できない権利（Recht）」であることも挙げているが、鷗外はこれも省いている。「権利」という言葉を省略することが特に問題なのは、これによって原文には含まれていた両義的なニュアンスが失われてしまったと考えられることである。原文のように積極的安楽死を否定する根拠に「権利」を置くと、それならば患者自身が権利を放棄する場合はどうなのか、或いは権利と言うなら「死ぬ権利」も主張できるのではないかなどと、逆の結論に至りつく可能性も出てくるであろう。が、鷗外は「これに応ずるは殺すと同じくして、病人を殺すは猶生人を殺すものなればなり」と、敢えて原文にはない「人を殺す」という強い言葉まで用いて完全否定することによって、積極的安楽死が肯定される可能性を一切残さないようにしている[22]。

３－４　消極的安楽死の容認（文末 229 頁の【資料３】参照）

　次に、消極的安楽死の容認について確認しておきたい。

　実は原文では、これが容認されているかどうかは、それほど明確でない。というのは、メンデルゾーンは「消えゆく生を、およそあらゆる可能な手段を用いて引き止め、生の最期の場面の自然な展開を遅らせ、そのために死にゆく人をなお苦痛や苦悩の下にとどめることは、医師の使命・義務なのであろうか」という問いを立てながら、「これに関しては、おそらく答えはない」としているからである。が、「一定の期間を越えて生を維持すべき」場合があるとしても「ほんの時々あることにすぎない」として、延命が必要な場合をごく少数に限定し

ていることから、基本的には消極的安楽死は容認されていることが読み取れる。その点、鷗外が敢えて原文にはない言葉を用いて「乃ち知る医は必ずしもすべての場合に強ひて死を遅くせんと欲するものに非ざることを」としているのは、むしろ原文の趣旨をより明確にしているのだと思われる。

　以上のように、鷗外訳は積極的安楽死を完全に否定した上で、翻って消極的安楽死の方は容認されるものであることを明確にすることによって、原文よりもハッキリとした形で「積極的安楽死は否認／消極的安楽死は容認」という図式を描き出していると言えるであろう。

３−５　オイタナジーの本来的な３つの技術的手助け

　さて、その後、原文では「オイタナジーの本来的な技術的手助け（die eigentliche Kunsthilfe der Euthanasie）は、精神的・身体的な及び治療上の作用に従って３つに分けられる」として、終末期の患者に対してなすべきことが非常に詳しく記されている。この部分には以下の三つの問題点があると思われる。

　第一に、原文が終末期の患者に対する「技術的手助け」を「オイタナジーの本来的な」こととして述べていることによって、「オイタナジー」という言葉が、いわゆる「積極的及び消極的安楽死」だけでなく「緩和ケア」や、或いはもっと広く「看取りの世話」全般を含むものとして使用されていることが読み取れる。しかし、鷗外訳ではこの文言が省かれているので、その点が不明確になっている。

　第二に、確かに鷗外も、①精神的な世話につき「医の応に行うべき

218

所には、精神上の手段あり。…」と、②身体的な世話については「形骸上には医は周密なる看護法を命じて…」と、そして③治療上の世話に関しては「瀕死の治療法は概して消極的なり。…」と、一応はこの「オイタナジーの本来的な技術的手助け」の部分を原文の順序通りに訳してはいる。しかし、この部分の最初に終末期の患者に対する世話が３つに分けられることを記していないので、鷗外の訳文だけ読んでいても、①「…精神上…」→②「形骸上…」→③「…治療法…」と話の内容が順番に進行していること自体がよく分からない。

　第三に、実はこの「オイタナジーの本来的な技術的手助け」の部分は、原文では全体の６割以上を占めるほど分量が多い。ところが、「甘暝の説」では抄訳の４割にも満たないところまで内容が削られてしまっている（鷗外訳が簡略化されすぎたものであることを示す一例として文末230頁の【資料４】に「身体的な世話」の総論部分と「新鮮な空気」の部分を訳出する）。そのようにこの部分の鷗外訳はあまりに簡略化されすぎているので、オイタナジーとはまさに死にゆく人への手厚い世話・看護のことであるという原文の趣旨を十分表現し得ているとは言い難い。

　なお、治療上の世話について、原文には終末期の治療は概して消極的なものであるべきでモルヒネ等の麻酔薬は限定的に使用されるべきことが述べられている（鷗外訳にも不十分ながらその趣旨は一応述べてある）ことには注目しておく必要があるであろう（文末232頁の【資料５】参照）。ここでは、麻酔薬を限定的に使用しなければならないのは、「それによって生命の早すぎる短縮が起こる可能性（die

Möglichkeit einer vorzeitigen Abkürzung des Lebens）があるこ
とを、常に念頭に置かねばならないからである」としており、いわゆ
る「間接的安楽死」[23] の問題が念頭に置かれていることが読み取れ
るからである。この部分は、麻酔薬によって「生命の短縮が起こる」
ことを否認しているとも読めるので、「間接的安楽死」を否定してい
るようにも考えられるが、しかし「生命の短縮」が「早すぎる」もの
ではないという条件で、「モルヒネ注射や阿片、また抱水クロラール
によって、痛みを緩和しようとする試み」等を許容しているようにも
読める。その意味においては、「間接的安楽死」が容認されていると
考えられるであろう。

３−６　原文と鷗外訳を照合する意義

　ここで、"Über die Euthanasie" と「甘瞑の説」の照合作業の意義
を述べておきたい。
　上記のように原文と照合すると、鷗外訳には「神」や「権利」の語
を訳していないという文化的問題や、オイタナジーに「緩和ケア」の
意味が含まれていることを十分表現し得ていないという不備はある。
しかし「甘瞑の説」は大筋においては原文の趣旨を伝えている。例え
ば、原文と照合せずに「甘瞑の説」だけ読んでいる分には、「看取り
についての周到な手法が記されている」[24] という感想は持つ。ただ、
いったん原文を読んでしまうと、そこには終末期の患者に対する世
話があまりにも念入りに書かれているので、鷗外訳が粗雑なものに
思えてくるのである。が、だからと言って原文と鷗外訳が内容におい

て食い違っているわけではない。

　要するに、両者を照合する意義はどこにあるのかというと、鷗外が「甘瞑」と訳した言葉（Euthanasie）には、いわゆる「安楽死」だけでなく「緩和ケア」の意味も含まれる（むしろ後者のニュアンスの方が強いと言えるほどである）ということが明確になることにある、と言えるであろう。

おわりに――「高瀬舟」再考――

　最後に、以上のことから「高瀬舟」再考の要点を記しておきたい。

　一般に「高瀬舟」の主題が「安楽死」（或いは「慈悲殺」）であると言う時には、「積極的安楽死」が想定されている場合が多いのではないかと思われる。が、「甘瞑の説」が原文よりも明快に「積極的安楽死は否認／消極的安楽死は容認」ということを図式化したということから言うならば、鷗外の関心は「積極的安楽死」よりも「消極的安楽死」の方にあったと言えるのではないだろうか。その場合、「高瀬舟」における喜助の行為は、（物語上は罰せられていても）やはり容認さるべきものとして提示されていると考えられるであろう。

　しかしまた、「オイタナジー」（甘瞑）という言葉には、「安楽死」だけでなく「緩和ケア」の意味も含まれていることに着目するならば、「高瀬舟」の主題はむしろ「間接的安楽死」であると言えるのではないだろうか。「高瀬舟縁起」に、「其薬は致死量でないにしても、薬を与えれば、多少死期を早くするかも知れない」[25] ということをどう考えるかが「高瀬舟」の問題である、と記されていることがその

221

ことを示している。「甘瞑の説」（1898）だけから、メンデルゾーンの原文に含まれていた「間接的安楽死」の含意を読み取ることは困難であるが、長女・茉莉に対する安楽死未遂（1908）の体験等[26]を通して、「高瀬舟」（1916）の段階で鷗外には改めてこの問題が浮上してきたとも考えられるのではないだろうか。いずれにせよ、「高瀬舟」の課題は、従来言われてきたように、決して「自発的安楽死」対「非自発的慈悲殺」などではない[27]。それはむしろ、「安楽死」と「緩和ケア」の関係をどう考えるか、両者は明確に区別できるものなのか、両者は敵対的なものか、それとも相補的なものか、といった問題につながるものではないだろうか[28]。

　今後、「高瀬舟」は以上のような観点から読み直されるべきであろう。

注

1）加藤隆久「刑法上に於ける安楽死（其の三）」『自由と正義』1 (4), 1950, 19 頁 ; 沖永隆子「「安楽死」問題にみられる日本人の死生観──自己決定権をめぐる一考察──」『帝京大学短期大学紀要』24, 2004, 74 頁 ; 小林亜津子『看護のための生命倫理』ナカニシヤ出版, 2010〔改訂版〕, 4 頁.

2）美馬達哉「絶たれた帰鮮の望み──ある安楽死を読む」伊豫谷登士翁・平田由美編『「帰郷」の物語／「移動」の語り──戦後日本におけるポストコロニアルの想像力──』平凡社, 2014, 205 頁.

3）市村光惠『改版 医師ノ権利義務』信山社出版，1994〔復刻版〕，80-82頁，282-284頁.

4）『鷗外全集』33，岩波書店，1974, 605-608頁.

5）以下，Gerd Grübler Hg., *Quellen zur deutschen Euthanasie-Diskussion 1895-1941*, Lit, 2007, S. 50-60 に再録されたものを使用する.

6）前注5のGrübler Hg., S. 21-49.

7）『鷗外全集』33，岩波書店，1974, 608頁（但し，旧字体を新字体に改めた）.

8）金城ハウプトマン朱美「森鷗外「甘瞑の説」とマルティン・メンデルゾーン「安楽死について」の比較考察」『独逸文学』60，2016参照.

9）1889年1月に『東京医事新誌』の編集主任を引き受け，同3月には『衛生新誌』，同12月には『医事新論』を創刊し，1890年9月には前二誌を『衛生療病志』に統合したが，これは日清戦争によって継続できなくなる1894年10月まで刊行された. 一方，1890年7月には「日本公衆医事会」を設立していたが，日清戦争後，1897年1月にその機関誌として『公衆医事』を創刊した.

10）「公衆医事諸言」『鷗外全集』33，岩波書店，1974, 159頁（但し，読み易くするため，カタカナをひらがなに，旧字体を新字体に，歴史的仮名遣いを現代仮名遣いに改め，適宜句読点を付すか又は変更した＝以下，鷗外の著作につき同様）.

11）宮本忍『森鷗外の医学思想』勁草書房，1979, 240-241頁.

12）『日清役自紀』「第二軍兵站軍医部別報第二十六」『鷗外全集』33，岩波書

店，1974，66頁.

13) 大石汎『日清戦争中の森鷗外』門土社総合出版，1989，63頁.

14) 但し，この報告文に関しては次のような，遅れた敗者を見下す意味での憐みを表すものにすぎないといった批判的な見方もある.「「国俗此ノ如キヲ致ス所以ノ者」とは明確に特定できないが、両足切断で生活の方法が立たないということであれば日本もさして違わなかったように思われるが、日本の場合、傷痍軍人は国家から生活が保障されていたということであろう。明治二十三年六月に制定された「軍人恩給法」には傷痍軍人に増加恩給が給される旨が記されている。…軍人恩給法の有無が両国の差であり、清国人に対して「憫ムニ足ルモノアリ」の情を抱いたのであろう。…感じられるのは勝者の敗者への憐み…のようなものである。」（上田正行「『徂征日記』に見る鷗外の戦争へのスタンス」『金沢大学文学部論集. 言語・文学篇』22，2002，32頁）

15) メンデルゾーンについては，前注 8 の金城，49-52 頁の他に，次の文献を参考にした. Christoph Schweikardt, New Aspects of the German 'Scientific Nursing' Movement before World War Ⅰ: Florence Nightingale's Notes on Nursing Disguised as Part of a Medical Tradition, Nursing Inquiry, 13 (4), 2006, pp.259-268, *Die Entwicklung der Krankenpflege zur staatlich anerkannten Tätigkeit im 19. und frühen 20. Jahyhundert: Das Zusammenwirken von Modernisierungsbestrebungen, ärztlicher Dominanz, konfessioneller Selbstbehauptung und Vorgaben preußischer Regierungspolitik*, Martin Meidenbauer, 2008, S. 192-207; Horst-

Peter Wolff Hrsg., *Biographisches Lexikon zur Pflegegeschichte: "Who was Who in Nursing History"*, Ullstein & Mosby, 1997, Band 1, S. 129-130; https://de.wikipedia.org/wiki/Martin_Mendelsohn (2017 年 1 月 10 日閲覧).

16) ドイツの医師. ライデン失調症と称される偽脊髄癆の研究を行う. また, シャルコー（Jean-Martin Charcot, 1825-1893＝フランスの医学者で, サルペトリエール病院, パリ医科大学の教授として, 神経病学の領域に多くの業績を残す）と共にシャルコー・ライデン結晶の発見に成功した.

17) 三島由紀夫『作家論――新装版』中央公論新社, 2016〔改版〕, 17 頁.

18) 箱石匡行「安楽死と人間の生の意味」『岩手大学教育学部研究年報』56 (2), 1997, 6 頁.「彼の至人なる者は、精神を無始に帰して、無何有の郷に甘瞑（眠）し、無形に水流して、大清に発泄す」（あの最高の境地に達した人というものは、その精神を窮極的な始源に復帰させ、何物も存在しないところで安らかに眠り、一切の形のない世界で水のように流動し、清みきった自然の根原で活動するのである。）（金谷治訳注『荘子第四冊（雑篇）』岩波書店, 1983, 178-179 頁）

19) 前注 8 の金城, 56 頁.

20) 長島要一『森鷗外――文化の翻訳者――』岩波書店, 2005, 78-79 頁.

21) 前注 20 の長島, 43 頁.

22) 翻訳語としての「権利」につき, 柳父章『翻訳語成立事情』岩波書店, 1982, 149-172 頁参照.

23) 間接的安楽死については, 宮川俊行『安楽死の論理と倫理』東京大学出版会, 1979, 163-172 頁参照.

24) 寿台順誠「「諦め」としての安楽死──森鷗外の安楽死観──」『生命倫理』26（1），2016，22頁（本書199頁）.

25) 『鷗外全集』16，岩波書店，1973，237頁.

26) 前注24の寿台，17-18頁（本書187-188頁）.

27) 前注24の寿台，16頁，20頁（本書182，193頁）.

28) 安楽死と緩和ケアの関係につき，次の文献を参照．飯田亘之「「安楽死の意図は患者の死亡，鎮静の意図は苦痛緩和」という二極分化的思考の問題点」飯田亘之・甲斐克則編『終末期医療と生命倫理』太陽出版，2008，138-167頁；門岡康弘「緩和医療と終末期医療の倫理的判断に関する世界の現状」『緩和医療学』11（1），2009，46-51頁；月山淑・畑埜義雄「緩和医療における苦痛緩和と尊厳死・安楽死」『麻酔』55，2006，S100-S106；船木祝「苦痛緩和処置についての倫理的考察──緩和医療、消極的安楽死から積極的安楽死に至るまで──」『医療と倫理』9，2013，28-36頁；水野俊誠「「苦痛緩和のための鎮静」の概念および正当化に関する倫理学的考察」『緩和医療学』4（4），2002，3-11頁；森田達也「苦痛緩和のための鎮静」下山直人・向山雄人・山脇成人編『Technical Term 緩和医療』先端医学社，2002，152-153頁；山本達「ドイツにおける安楽死論争の一断面──緩和医療 vs. 積極的安楽死──」『福井大学医学部研究雑誌』8（1・2），2007，1-9頁.

注記：以下の【資料】においては、まず上段に "Über die Euthanasie"（寿台訳）、次に下段に「甘瞑の説」（鷗外訳）の該当部分を記す。上段の下線部分は「甘瞑の説」に該当する部分がないこと、下段の下線

部分は"Über die Euthanasie"に該当する部分がないことを示す。

【資料１】(1)オイタナジーとは？

"Über die Euthanasie"（寿台訳）

　「オイタナジー」という概念が、さしあたり安らかな死という実際的な事象だけしか意味しないとしても、それでもやはり医療の点においては、それは死にゆく人の病床における医師や周囲の人々の振舞全般へと拡張されるべきものである。オイタナジーに対する配慮は、医師の最も重要な任務に属する。というのは、医術がどれほど不幸な終末を延期することに成功したとしても——各人の生の最終的な結末は死であって、それを回避することは我々の力を越えているからである。とはいえ、この最後の避けられない悲惨な結末を、とにかくあり得ることとして耐えられるものにする、という義務はあるだろう。医術には、死から恐怖を取り除き、死の苦しみを緩和するという拒否できない任務がある。そして、「医学は、死を引きとめる技術と並んで、避けられない死をあり得るものとして、とにかく安らかなものにする、ということにも習熟する時に、初めて完全なものになる」（ベーコン）のである。

「甘瞑の説」（鷗外訳）

　甘瞑 Euthanasie とは安く死する謂のみ。然れども医及び看護者の挙措は大にこれに関する者あり。嘗て謂へらく。医の病人をして甘じて瞑せしむるは、その責の最も重大なるものなりと。故いかにといふに、医はいかに其技能を逞くして、病人の命を延べむも、応に死すべ

き病人の死は、到底その力の能く防ぐ所に非ざればなり。

　甘瞑は医の当に力を致すべき所のものなり。Bacon の曰く。医術は死を遅くするを以て得たりとすべからず、能く死を安くするに至りて始て備れりと。

【資料２】(7)癩極的安楽死の否認

"Über die Euthanasie"（寿台訳）

　何よりもまず、オイタナジーに関するどのような考察においても真っ先に浮かんでくる、次のような大きく重要な問いを検討すべきである。医師には、死にゆく人の苦痛を短くするために、どっちみち消えゆく生を、予想より早く終わらせ、故意に短くする権限があるであろうか。確かに、そのような行いは、言葉の最も広い意味において、「オイタナジー」であろう。しかし、断固としてその問いを否定すべきであることは、いかなる点においても疑問の余地はない。それは神の法にも人の法律にも反している。死にゆく人が自ら完全な意識と強い要求をもってそれを懇請したとしても、その望みに届することは決して許されない。なぜなら、生は譲渡できない権利（Recht）であり、死にゆく人にはそれを放棄したり、まして第三者との合意によって生を絶滅させたり、といった権利は付与されていないからである。また、それによって人は、常にその人に当然付与されるべき権利を有効に使ったり、同意を撤回したりする可能性を奪われることになるからである。この厳格な禁止は、完璧なオイタナジーを引き起こすことを、極めて困難にしている。ただ、そのように不自然で早すぎ

228

る終末が、唯一の十分効果的なオイタナジーの手段である場合も多いであろう。しかし、同情や共感がどれほど医師をせき立てようとも、生が何とかまだぶら下がっているような細い糸を、何らかの形で強引に引っ張るようなことをすれば、それによって医師は少々早まってそれを引きちぎることになる――医師の側からの死の緩和は、決して生を犠牲にして行われるものであってはならないのである。それならば、実際患者はいつ「見放される」のだろうか。確信をもってそのような重大な決断をすることなど、誰もすべきではない。医療実践はあまりに多く、深刻な病気の経過においては奇跡的で説明のつかない変化があり得ることを示している――「経験はだまされやすい、判断はむずかしい(experientia fallax, judicium dificile)」。これによって、この問いは自ずから片がつくのである。

「甘瞑の説」(鷗外訳)

　こゝに予め決すべき一問あり。そは医に病人の苦を救はんがために、死を早くせしむる権ありやといふことなり。此答は再思するまでもなく簡明なり。曰く断じて無し。縦令病人は苦悶のために責められて、医に強請せんも、医は決してこれに応ずべからず。これに応ずるは殺すと同じくして、病人を殺すは猶生人を殺すものなればなり。況や所謂不治の症は動き易き概念にして、その間々一時軽快することあるは、実際上名医の免るゝこと能はざるところなるをや。

229

【資料３】 (8)消極的安楽死の容認

"Über die Euthanasie" （寿台訳）

　しかしまた、医師は全く正反対の方向に向いた、深刻な精神的葛藤に陥ることがあり得る。消えゆく生を、およそあらゆる可能な手段を用いて引き止め、生の最期の場面の自然な展開を遅らせ、そのために死にゆく人をなお苦痛や苦悩の下にとどめることは、医師の使命・義務なのであろうか。これに関しては、一冊の本で答えることなどできない。そもそも、これに関しては、おそらく答えはないのである。死の床での世話は困難な世話である。そして、その世話を遂行するという困難な使命を抱えている人は、自分が〔死の床にある人に〕無駄に苦痛を与え、無益に責めさいなむことを通して、その使命をいっそう困難なものにすることはしないであろう。利用できるあらゆる手段を用いて、一定の期間を越えて生を維持すべきである、という指示が前もって明示されるということは、ほんの時々あることにすぎない。すなわち、家族が存在する時、その幸福が患者の生がある確実な時点まで留まることに相当左右されるような時、患者自身がなお重大な指示を出さなければならないか、重大性の告知や情報がなお患者によって期待されている時、患者がなお喜んだり、再会したり、別れたりといったことができるようにされなければならないような時、である。しかしここでは、それ以外の場合には、各々が自らにとって正しいことを見つけるようにしなければならないのである。（＝〔 〕は寿台の補足）

230

「甘瞑の説」（鷗外訳）

　猶一問あり。死の将に自ら至らんとするや、医は強ひてこれを遅くして、病人に苦を喫せしむべきかといふこと是なり。此答は極めて辞を措き難し。然れども病人の切に対面を要する人あり、又必ず処理すべき要件あるときには、医の特に力を費して一縷の性命を繋ぎ瞬間の苟存を謀ることあるや事実なり。<u>乃ち知る医は必ずしもすべての場合に強ひて死を遅くせんと欲するものに非ざることを。</u>

【資料４】⑼オイタナジーの本来的な技術的手助け——「身体的な世話」の総論部分と「新鮮な空気」の部分

"Über die Euthanasie"（寿台訳）

　以上のような〔第１番目の〕精神的な作用〔世話〕の他に、オイタナジーに属する第２番目のグループの、身体的に提供され実行される処置〔世話〕があり、それらは看護一般に属するものでもあるが、しかしここでは、死にゆく人の経過に対する格別の配慮をもって使用されるものである。<u>ここでは予め次のように言っておくべきである。すなわち、まさに人生の最期の時には、訓練された善き看護人が、なしで済まされることはほとんどあり得ない、と。それによって、最も身近な近親者が居合わせて、世話することが排除されたり、制限されたりする必要はない。</u>しかしながら、信頼できる、情報に通じた熟練の人を自由に使えるだけでなく、また同様に、私心がなく冷静で思慮分別のある、そしてとりわけ、身体的に健康であって、十分な体力をもっているような人も使えることが、介助自体にとって必要不可

231

欠なのである。それは不可欠であるだけに一層、医師は詳細に述べられた指示を言い残すことなく、死にゆく人を離れてはならないし、そのような終末期には、現実に実行する上で専門知識をもった冷静な人の存在だけが、必要なことが行われるための保証となるのである。ここでもまた、はるかに多くの場合、女性の人材の方が男性よりも優先されることになる。しかし、誰が死にゆく人の面倒をみようと、家族であろうと、世話係の人であろうと、常にあらゆる場合に、人生の最期の瞬間まで、看護が入念になされなければならない。それはまた、完全に意識を失っている人々についてもそのまま言えることである。なぜなら、その人たちもまた、ともかくできるだけ人間らしく最期の一時を過ごしたいという要求をもっているのであり、それに加えて、意識不明の或いは精神に障害を負った患者が、もはや予期されないのに、死ぬ前に再び意識を取り戻して、身体が粗末にされていること、とりわけ例えば褥瘡が起こっていることを感ずる、ということは全くあり得ないわけでも、決して珍しいことでもないからである。精神的な部類のオイタナジーは、せいぜいのところ一定の患者において、なされていない可能性がある程度であるが、しかし身体的なものはまったくなされていないのである。

　そこで、これ〔身体的な世話〕に属するものとしては、まず第一に新鮮で涼しい空気の世話がある。死にゆく人の場合におけるほど、ほとんど絶え間なく新鮮で、澄んだ、涼しい空気を病室に入れることに気を配らなければならない場合は、決してどこにもない。どの季節においても、極めて厳しい冬の寒さの中でも、深夜でも、たとえいつで

も、一時間半つづけて、部屋の窓ガラスは広く開放されなければならず、短く中断しながら繰り返しそうしなければならない。ここではまた、すきま風と冷えからの保護は、ベッド用ついたて或いは類似の簡単な設備によって、また患者のベッドとの関係で開放された窓ガラスの正しい選定と位置によって、なすことができる。終末期にある心臓病や肺病の患者にとって、また水腫の患者にとって、格別必要なものは、繰り返し入れ替えられる涼しい空気である。しかし、絶対に換気はこの直接の空気の入れ替えに限定しなければならない。しばしば意味のないやり方で、患者に配慮せずになされているような、いかなる種類の喫煙も、厳しく禁じられなければならない。それはただもうもうたる煙と不安をまき散らして、空気を良くするどころか、ただ台無しにするだけのことである。（＝〔 〕は寿台の補足）

「甘瞑の説」（鷗外訳）
　形骸上には医は周密なる看護法を命じて後始て退き去るべきものなり。看護は往々死に近づきて等閑にせらる。是れ不都合此上なきものといふべし。此際は専業看護人、殊に看護婦の力を致すべきこと最も多し。病室の空気は時々窓を開いて新鮮ならしむべし。肺心患者、水腫者は特に此恩を荷ふ。

【資料５】(9)オイタナジーの本来的な技術的手助け——「治療上の世話」

"Über die Euthanasie"（寿台訳）

〔2番目の世話である「身体的な世話」について非常に詳しく述べた後〕しかしまた医師には自ずから、無益に苦しみを与えることはしないという制約が課されている。なぜなら、オイタナジーのために自由に使用できる第3のグループの処置〔世話〕、すなわち治療上の処置〔世話〕は、本質的に消極的なものにすぎないからである。薬物によって死を緩和するのに、医師はほんの少々のことしか自由に使えない。確かに、医師は2・3の場合に麻酔薬を使用できるし、また使用するであろうが、それは常に例外にとどまるものでしかなく、その使用には入念な注意を要する。それによって生命の早すぎる短縮が起こる可能性があることを、常に念頭に置かねばならないからである。現に存在する痛みを和らげる可能性が非常に大きいので、局所的にも全身的にも、モルヒネ注射や阿片、また抱水クロラールによって、痛みを緩和しようとする試みがなされるはずであるし、さらに破傷風・恐水病の場合には、全身麻酔であるクロロホルムが許容されるであろう。また、より早い段階でたびたび使用されるのであれば、見放された最初期に再びゆっくりと効果を発揮するものである瀉血は、多くの患者に人生最期の時期に緩和をもたらすであろう。とりわけ、循環の鬱血に伴って現れる多くの疾患の場合には、瀉血はしばし唯一の手段であり、患者にさらなる眠りをもたらすものである。しかしさらに、まさにあまり多くのことをしすぎないという医師の任務が、ここにも本質的には存在する。最善の意図をもって全快に向かうような治療上の行為をすることによって、死にゆく患者を苦しめる可能性があるのである。手厚い世話の下で、できるだけ長く最低限の生

活を普段通りに保ち、そして親族集団の中で安らかに死なせてやる代わりに、しばしば患者には次のようなことがなされている。すなわち、しょせん患者が既に見放されたならば、離れた湯治場や山に、しかもそれには向いていない季節に患者を追い立て、宿屋や農家の小屋といったよそよそしい環境の中で、旅と患者自身の苦しみにはよそよそしい人のあらゆる不快を、またさらに味わい尽くした後で、その生命を終えるように強いる、といったことがなされているのである。そこではちょうど名人がまず示すような賢明な制約が、〔かえって〕薬が効く余地を生むことになる。痛みを引き起こすようなもの、刺激して苦しめるようなものはすべて、なくさなければならない。せきの発作の原因となるような、いかなる喀出も、いかなる催吐剤も、焼灼し苦痛を与えるような、いかなるからし紙も、またほとんど同程度に、最期の時においては無益な手術も、決して行われてはならない。たとえそれがそこらじゅうで行われているとしても、である。この上さらに患者に手術のショックを与えることは残酷なのである。オイタナジーには、〔すでに述べた〕看護の精神的及び身体的な処置における活動という補助手段がある。オイタナジーは、治療上の作用においては、過剰な世話（Polypragmasie）よりもむしろ控え目（Zurückhaltung）であることによって、効果を発揮するものなのである。（＝〔　〕は寿台の補足）

「甘瞑の説」（鷗外訳）
　瀕死の治療法は概して消極的なり。麻酔方は応用の区域狭し。破傷

235

風、恐水病の如し。刺絡は間々功あり。鬱血のものはこれによりて一時安眠す。その他不用不急の事は一切施行すること勿れ。吐剤もて苦め、芥子泥もて痛がらせ、手術もて威し、これに転地せしめて不帰の鬼とならしむる類は、最も慎むべき事に属す。

第7章　尊厳死の物語として読む「楢山節考」

アブストラクト：「楢山節考」は尊厳死の議論においてよく言及される作品であるが，これがどのような意味で尊厳死の物語なのかについて厳密な検討はない。本稿ではまずこの作品と伝統的な棄老伝説及び老人介護文学との比較を通して，これを尊厳死の物語として読むことの妥当性を検討する。次にその妥当性を補強する意味で，これが深沢七郎の亡き母への鎮魂歌として書かれた経緯を確認する。そして最後にこの作品における尊厳のありかを考える。この作品の解釈としては，自ら楢山参りを決定したおりんの姿（自律）に尊厳性を見て高評する立場と，その姿がむしろ「自己決定」の名の下に死を強制するのに利用されると批判する立場に分かれるが，本稿では尊厳を人間相互の関係概念として捉える立場から，苦悩しながらおりんを背負って楢山参りに同行する辰平とおりんの関係性に尊厳を見るべきであるという見解を提示する。

　"Narayamabushiko"(The Ballad of Narayama) is a frequently mentioned work in discussions of death with dignity; however, an in-depth examination has yet to be conducted with regard to its meaning. First, this paper explores the validity of reading this work as a story of death with dignity by comparing it with traditional *legends of abandoning the elderly* and elderly nursing care literature.

Second, to reinforce such validity, this work is confirmed to have been written as Shichiro Fukazawa's requiem to his deceased mother. Finally, this paper investigates the theme of dignity in the story. The interpretation of this work has resulted in a controversial debate between two camps: one highly evaluates the protagonist Orin's voluntary determination (autonomy) toward Narayamamairi (going to Narayama—the place for elderly abandonment), and the other criticizes the story as forcing death in guise of "self-determination." However, this paper argues that dignity exists in the relationship between Orin and her son, Tatsuhei, who takes her to Narayama while he is suffering.

はじめに

深沢七郎の「楢山節考」(『中央公論』71 巻 12 号，1956 年＝1957 年刊行の単行本『楢山節考』に所収) [1]は，安楽死・尊厳死の議論においてよく引き合いに出される作品である。例えば養老孟司は森岡正博との対話において，以下のように述べている。

死の問題に関してはおもしろい話がいろいろあって，僕は『楢山節考』も大変好きだけれど，あるとき乗ったタクシーの運転手が，「うちの村では，年寄りが脳卒中になったら飯食わせないんです

よ」というんだね。これも立派な安楽死，尊厳死ですよ。農家では要するに体が動かないとどうしようもないんで，貧乏なところは楢山節考の世界なんです。脳卒中を起こしたら飯を食わせないというのは，はなはだもっともな解決法であったわけです。日本はたぶんあちこちで，実際にそういうことをやってるんですよ。(養老・森岡 1995:112-113)

　ただこのような形で「楢山節考」が用いられる場合には喩え話の域を出ないもので，厳密に安楽死・尊厳死問題が考えられているわけではないことが多い[2]。そもそもこの作品では，死期が迫った不治の病者の疼痛緩和や無益な延命治療の打ち切りが問題になっているわけではないから，それも当然かもしれない。

　しかし，「楢山節考」は森鷗外の「高瀬舟」(『中央公論』31 年 1 号，1916 年)[3]と並んで，よく安楽死・尊厳死に関する日本文化のあり方を表すものだと言われる作品であり，日本人にとっていわば「よき死の文化的脚本（cultural scripts）」の一つと言ってもよいほどのものである。よき死の文化的脚本とは，それによって死にゆく人とその人を取り巻く人々が文化的に適切な決定をなし得るような，行動・思考及び相互関係についての象徴的な物語のことである（Long 2005:205）。が，「楢山節考」がそのような意味をもつものであるならば，それは単なる喩え話にとどめるのではなく，どのような意味において「尊厳死の物語」と言えるのかを厳密に検討すべきであろう。従来こうした検討はほとんどなされてこなかった。

そこで本稿では，以下まず伝統的な「棄老伝説」や「老人介護文学」との関係において，「楢山節考」を尊厳死物語として読むことの妥当性について検討し，次にその妥当性を補強する意味で，この作品がガンで亡くなった深沢七郎の母への「鎮魂歌」として書かれたとされていることの意味を確認する。そして最後に，この作品を尊厳死物語として読む場合の基本的な争点の確認を通して，どこに尊厳が認められるのかという問題について考えてみたい。

　なお，「楢山節考」は，主人公・おりんが苦からの解放（安楽）を求めるというよりも，老醜を晒す前に自らの意思でお山に行くことを決定する物語であるという意味において，「安楽死」よりも「尊厳死」と言う方が適している。従って，本稿のタイトルには「尊厳死」を用いることにするが，以下では文脈に応じて適宜「尊厳死」「安楽死」「安楽死・尊厳死」等の表現を使い分けることにする ⁽⁴⁾。

1．「楢山節考」はどのような意味において尊厳死の物語なのか？

　ここではまず伝統的な「棄老伝説」の系譜における「楢山節考」の位置を確認し，次に他の「老人介護文学」との比較において，この作品のもつ意味を明らかにしておきたい。

1－1　「棄老伝説」の系譜における「楢山節考」の位置
　最初に「棄老伝説」という言葉について説明しておきたい。という

のは、「姨捨伝説」或いは「姥捨伝説」と言う方が一般的かもしれないからである。しかし、「姨」と「姥」では、前者に「老女」と「伯母」、後者に「祖母」と「乳母」の意味があって違いがあるものの、いずれも女性であることに変わりはない。が、伝説の中には男性（祖父）が棄てられるものもあるので、「棄老伝説」の方が正確であろう。従って、本稿ではこの言葉を用いることにする。

　さて、古くから伝えられてきた棄老伝説には、次の四つの系譜のものがあるとされる（大島 2001:2-3；工藤 2005:9-23；佐々木 2015:7；柳田 1962）。すなわち、①棄老の習慣のあった国において親を棄てられない孝行息子に匿われた老人が、「灰で縄をなえ」等のいくつかの難題を解いて、それらが解けなければ攻め込むという他国から国を護ったことで、結局棄老の習慣は廃止されたという「難題型」と呼ばれるインド起源の話、②楚の原谷（げんこく）の父が原谷の祖父（父の父）を輿に乗せて山に行き、輿ごと捨てようとしたが、原谷が自分も父を棄てるときに必要だからと言って輿を持ち帰ろうとしたところ、それによって父がやがては自分も棄てられる恐れがあることに気づいて、祖父も一緒に連れ帰ったという「親棄畚型」と呼ばれる中国起源の話、③信濃国更級に住む一人の男が老いた伯母を嫌う妻に言われて山に一旦棄てるが、その山に照る月を見て悲しくなって歌を詠み、伯母を連れ戻すという話などに表された、妻と伯母（姑）の争いを基調とする「闘争型（葛藤型）」と呼ばれる話、④棄老の習慣の中で子が親を背負って山に捨てに行く道すがら、子が帰り道に迷わぬようにと親が枝折をして目印を付けていることに感動した子が親を

連れ帰ったという「枝折型」と呼ばれる話である。

　柳田国男は以上の四つの型の各々に検討を加えて③④が「日本で出來た昔話」だとしているが，①②も含めた「棄老伝説」全般の性格について，「親棄山とはけしからぬ話，聽くも耳の穢れと思ふ人もあらうが，是はさういふ驚くやうな話題を出して，先づ聽く者の注意を引き寄せようとする手だてゞあつて，實際は人に孝行を勸める話なのである」（柳田 1962：294）と言っている。もともと棄老伝説は親孝行のための一種の教訓だったのである。

　ところが，戦後の文学に現われた棄老伝説は，親が子に対して自分を棄てろと要求して子を困惑させるものに変わるわけで，その代表が「楢山節考」である（工藤 2005：180-181）。深沢自身，この作品は「姥捨山の長楽寺にまつわる伝承をもとにしたもの」（深沢 1981）だとして，長楽寺（長野県千曲市の JR 姨捨駅近くにある天台宗寺院）で聞いた話を，中上健次との対談で以下のように述べている。

　　あの姥捨山の長楽寺に行ったとき，「あんた，姥捨てといっても山の中に置いて来たんじゃないんですよ」といわれた。突き落としたんだって。崖の下にでっかい岩があって，捨てられた人はその岩に頭をぶっつけて死ぬ。（深沢 1978：24-25）

　長楽寺にまつわる棄老伝説は一般には上記③の話とされるものであるが，しかし実際に深沢がここで聞いた話は単なる親孝行話ではなかったのである。この話は「楢山節考」では，楢山に行く途中の崖

で落とされる「又やんの死にざまに直接投影している」（相馬 2000：13-14；深沢 1956：231）と言われている。

　また，別の見方をするならば，一口に「親孝行」と言っても，かつての伝説の中では親を棄てずに連れ帰ることだったものが，高齢化が進行する現代ではむしろ本人の意思に従って本当に山に棄ててくることになってしまうほど，その内容が変わったということを「楢山節考」は表しているのかもしれない。いずれにせよ，この作品は伝統的な棄老伝説とは違って，単純に親孝行物語とは読めない。従って，おりんが共同体存続のために自らの意思でお山に行くことで究極的な解決（死）を描いたという意味において，この作品を尊厳死の物語として読むことは決して的外れなことではないであろう[5]。

1－2　「老人介護文学」と「楢山節考」

　日本における「老人文学」には「老境文学」と「老人介護文学」の二つがあると言われている（上野 2003：65）。後者が老人（介護問題）を対象として描くものであるのに対して，前者は老人自身（主として老いた作家）が私小説的に老いの心境を描くものである（例えば，谷崎潤一郎「瘋癲老人日記」『中央公論』76 巻 11 号-77 巻 6 号，1961-1962 年）。「楢山節考」は老いをただ否定すべきものとしてしか扱わないから「老境文学」と比較する意味はないが，「老人介護文学」とは縁が深い。実際，この系譜に属する比較的新しい作品である佐江衆一の「黄落」（『新潮』92 巻 4 号，1995 年）において，絶食して自死を選んだ主人公の母親は「平成のおりん」（上野 2003：110）と言われ

ている。そこでこの系譜の主な作品との関係で「楢山節考」のもつ意味を検討してみたい。

　この系譜の最初期のものは丹羽文雄の「厭がらせの年齢」（『改造』28巻2号，1947年）である。ものを盗んだり，厭がらせをしたりする癖のある86歳の老女（うめ女）の面倒を見る責任を，孫娘たちが押しつけあう物語であるが，この作品は老女を「一日生きておれば，一日だけ子供や孫に迷惑をかける存在，——もうあとには死ぬことだけが残されている存在，……永生きすればするだけ悪口を叩かれ，憎まれ，永い生涯中のもつとも分の悪い記憶だけを残すにすぎない存在！」「ごはんを食べる化物」（丹羽1947:90）等，ありとあらゆる言葉で醜悪に描いた上で，「人間の生命といふものは，美しいとか，正しいとか，大切だとか，有意義だとか……さういふ観念で割り切れるものではなくて，何か，もつと他の，思ひがけないものの正體のやうな気がする」（丹羽1947:106）という人間論にまで至っている。日本が，65歳以上の高齢者が総人口の7～14％を占める「高齢化社会（aging society）」に入ったのは1970年，高齢者が14～21％を占める「高齢社会（aged society）」に入ったのが1995年，高齢者が21％を超えた「超高齢社会（super-aged society）」に入ったのが2007年という高齢化の流れを見ると，戦後すぐにきれいごとではない老人介護の大変さを描いた「厭がらせの年齢」が，いかに先駆的な作品であるかが分かるであろう。

　それから，有吉佐和子の『恍惚の人』（新潮社，1972年）はどうしても外せない作品である。これは日本において（世界的に見ても）い

ち早く認知症の問題を正面から扱ったものとして，出版当時大変な反響を呼びベストセラーとなった。この作品には，いつ終わるとも知れない認知症の舅（茂造）の介護を一手に引き受ける嫁（昭子）が，以下のように自問する箇所がある。

　　人間は死ぬものだということは知っていたけれど，自分の人生の行く末に，死よりもずっと手前にこういう悪魔の陥穽とでも呼ぶべきものが待ちかまえていようとは，若いときには考えも及ばなかった。歳を取るのか，私も。どういう婆さんになるのか，私は。
　（有吉 1972：176）

この作品ではまだ，2004 年に厚労省の用語検討会によって採用された「認知症」ではなく，「呆け」「痴呆」という言葉が使われていたこと，共働きであるにもかかわらず老父の介護を嫁だけが当然の如くに引き受けていたことや，介護の制度や施設が整っていなかったこと等の限界は見受けられるが，上の言葉は現代における老苦の本質を表す言葉だと言える。つまり，一言で「老病死の苦」などと言うと，何か人間はいとも簡単に「老いて，病んで，死ぬ」と言われているような気がするが，実は高齢化が進む現代では，人はそれほど簡単に死ぬことさえできず，その「手前に……悪魔の陥穽とでも呼ぶべき」大変な状態があるということを，日本社会がちょうど「高齢化社会」に入った頃に，『恍惚の人』は初めて白日の下に晒した作品だと言えるのである。

さらに，上記の「黄落」は還暦間近の夫妻が 92 歳の父（舅）と 87 歳の母（姑）を介護する物語であるが，この作品には認知症を発症した母が絶食により自ら命を絶った後，父の介護が残され，既に一人では歩くことさえできなくなった父について，この作品の語り手である「私」（夫）が「父にとって死に時はいつだったのだろう」として父の人生を振り返るくだりがある。そして，「時おり母と喧嘩はしても，息子が庭先につくった枝豆で母とビールを飲み，時には母と連れ立って駅前へ鰻を食べに行き，一人でパチンコも楽しみ，杖をひいて海岸まで散歩をして喫茶店に入り，老人の将棋相手もいて，俳句を自慢していたあのころ，患いもせずポックリ死ねていたら，父にとって幸せだったろう」（佐江 1995：164-165）と思いを巡らしている。「死に時」を逸してしまった父と，そうなる前に自ら決着をつけて死んでいった母のコントラストが，この作品のモチーフの一つになっている。この母が上記のように「平成のおりん」と言われているのである。

　以上，「老人介護文学」の諸作品においては，老人や老いが「一日生きておれば，一日だけ子供や孫に迷惑をかける存在」として，「死よりもずっと手前に」ある「悪魔の陥穽」として，また「死に時」を逸した存在として極めて醜く描かれているが，まだ丈夫な歯を敢えて折ることによって楢山参りを急ぐ「楢山節考」のおりんの生き方・死に方は，老醜を晒す前にそれを事前回避するものだと言えるであろう。その姿が「黄落」の母親の姿と重なるのである。従って，「楢山節考」をその後の老人介護文学の中に時として登場する尊厳死のモデルを提示した物語として読むことは，筋の通ったことであろう。

2．亡き母への鎮魂歌としての「楢山節考」

　ところで，「楢山節考」は深沢七郎自身の亡き母（さとじ）への「鎮魂の……物語」（浜野 2000：165）であると言われており，このことはこの作品を尊厳死の物語として読むことの妥当性を補強すると思われる。そこで以下，このことのもつ意味を確認したい。

　深沢七郎にとって母親は，「いろいろな思い出の多い女が随分あるが，一番思い出多い女はおッ母さんだ」と言うぐらい大切な存在で，彼は「馬の子のようにいつも母親のそばにくッついている」ので，「とうねっ子」（馬の子）というあだ名をつけられていたという（深沢 1975：37）。その大切な母が肝臓ガンで亡くなった。1949 年，母 73歳，七郎 35 歳，「楢山節考」が出る 7 年前のことである。「楢山節考」の由来については深沢自身が，「なんでこんなもの書いたってよく言われるんですけど，要するにあの小説はおふくろの死ぬころから，ちょっと構想とか，ああいうものができあがっていたんですね」（深沢 1971：85）と述べている [6]。従って「『楢山節考』は，何よりもまず《母の死》という原体験を姥捨伝説の構図へと転換することによって成立した作品である」（天沢 1976：52）と言われている。それはまた母への「鎮魂歌」と言ってもよいものであろう。

　母の死（10 月 6 日）の直前（9 月 18 日）のことであるが，深沢七郎は芽が出てきた菜の種を母が見たいと言うので，母を背負って庭

に出た。その時のことについて，深沢本人が以下のように記している。

　　縁側から私の背におぶさって菜のところまで行ったが，私の背中は火をおぶっているように熱かった。
「おっかさん，苦しくないけ」
　と云って，苦しいのを我慢していると思ったので帰ろうとすると，母は背の方から私の目の前に見せるように手を出して，前へ前へと手を振った。こんな苦しい思いをしても見たいのかと指図されるままに私はもっと前へ前へと進んだ。
　こんなことを書くのは，なんだか恥ずかしいけど，楢山節考で，山へ行ったおりんがものも云わず前へ前へと手を振るところはあの時のおっかさんと同じだ。（深沢 1975:43-44）

辰平がおりんを背負ってお山に行く「楢山節考」の場面が，ここに由来しているのは明らかである。また，深沢は母の死後のことについても以下のように言っている。

　　私の郷里では人が死ぬと，そのあとの七日のうちに雨が降らなければその人は天命で死んだのではないと言われていた。だから，死んだあとの七日間に雨が降れば「あゝ，あの人は寿命がなかったのだ」とあきらめるのである。母の葬式の日は快晴だったがその夕方から雨が降り出した。私は雨をあんなに美しいと思ったことは

248

なかった。（深沢 1975：46-47）

　辰平がおりんを山に残して帰途につくと雪が降り始めたので，敢えて楢山参りの作法を破っておりんのところに戻り，「おつかあ，ふんとに雪が降つたなア」などと声をかけてしまう「楢山節考」終盤の場面（深沢 1956：230-231）を想い起こす。
　また深沢の弟・貞造は母の死と「楢山節考」の関わりについて，以下のように述べている。

　　あとで思い当った事ですが，兄が「人間の死」ということに対して深く考えたのは母の死に直面してからではないかと思います。息を引取る直前まで，自分の葬式の事まで気を配った母，水も受付けなくなり舌がもつれて会話が不可能になってからは筆談までした気丈な母。
　　癌にかかったことを〔母が〕自分で気が付いたのが「楢山参り」を決心した「おりん」〔のモデル〕であったことに私が気付いたのは小説を読んでからかなり経ってからでした。（深沢貞造 1968：4）

　そして，そのように「気丈な母」の最期は断食によるものだったともいう。「七郎は母が病気で食べられなくなったのではなく，自分自らの意思で死におもむくために餓死しようとしているのだと思った。泣きごと一つ言わないのだった。そのかわり病気回復のための気休め一つ言わず死を覚悟して受け入れようとしているさとじにはこわ

さを感じるほどだった」(浜野 2000：70) [7]というのである。このような死に方は尊厳死のモデルとして考えられるだろう。このことからも「楢山節考」を尊厳死の物語として読む意味はあると思うのである[8]。

　それにしても亡き母への鎮魂のために，なぜ「楢山参り」という舞台設定が必要なのであろうか。母の最期をありのままに描くだけでは不十分なのだろうか。この疑問を解くには信仰問題について考えざるを得ない。深沢の母は（父も）身延山（日蓮宗）の熱心な信者だったことから，その最期は次のようにも描かれている。

　　「み，み……」と言うので水が飲みたいのかとスイノミで水を飲ませようとすると飲み口を拒否して水がこぼれた。……「みのぶ（身延）」だった。……「死んで身延の山の神さんに召されるのだからありがたいことだ。身延山の安住坊に連絡してくれ」と言うのである。……母はすすんで死の山への旅立ちを決めたのだ。その死出の路案内を安住坊に頼もうというのである。母の，死に対する毅然たる態度に七郎は心を打たれた。電報を打つとすぐ安住坊は身延からかけつけてきてくれた。安住坊は母の往生促進のため蟬のような声をしぼって経を読みはじめた。……昭和二十四年十月六日のその日。……「よかったなァ」と七郎は母の死骸に向かって言ってしまった。進んで死をのぞんだ母は人生の大仕事をなし遂げたような気がしてそう言ってしまったのだった。顔におおわれた白布に白髪。遺体の上には南無妙法蓮華経とお曼荼羅の書かれた

白絹の半羽織が白々と薄明かりに浮かんで見え，まるで雪をかぶった母の死体だと思った。七郎は母が聖なるものに化身して行くような荘厳さに打たれた。……成仏したのだ，寿命で母は天に昇ったのだと思った。(浜野 2000：74-78) [7]

　このような母の鎮魂のためには，どうしても「楢山参り」というシンボリックな宗教的表象が必要だったと言えるのではないだろうか。また，尊厳死の議論では死の選択に関する自己決定の是非ばかりが問題にされがちであるが，真に「尊厳ある死」が成り立つためには，それを支える死生観・宗教観について考える必要があるということを，「楢山節考」は示しているのではないだろうか [9]。

3．「楢山節考」における尊厳のありか

　それでは最後に，「楢山節考」の解釈をめぐる基本的な対立を通して，この作品における尊厳のありかを探ってみたい。この作品が安楽死・尊厳死の議論において引き合いに出される場合，そこには日本にも死の選択に関する自律・自己決定の文化的伝統があることを示すという意図があり，おりんが自らの意思でお山に行く姿に尊厳性があると見るのが一般的であるが，それをめぐって賛否両論がある。そこで以下まず肯定的な見解，次いで否定的な見解を確認しておきたい。そしてその上で本稿では，この物語における尊厳は，おりん一人の生き方・死に方にあるのではなく，おりんと辰平の関係性にこそあ

るという見解を提示してみたい。

3－1　死に関する自律・自己決定の物語としての「楢山節考」

　「楢山節考」が自律・自己決定の物語であることは，この作品が世に出た当初からあった見方である。これを『中央公論』の第1回新人賞に選んだ選考委員の「新人賞選後評」において，武田泰淳は次のように評している。

　　この老婆が早く死にたがつている，早く楢山に登りたがつているという考え方，それがこの小説を美しくしているのであつて，もしあれが泣き叫ぶような側に立つていたら，この小説は全然成立できなかつた。つまり人間の美しさというものが，今非常にあいまいになつてきている，そういうことを肯定的に書くことがほとんど不可能になつてきている。この作品では早く楢山に登りたいということを素直に主張する人物を出すことによつて，それに成功している。（伊藤他 1956：201-202）

　武田泰淳自身は特に安楽死の問題を意識していたわけではないだろうが，この「人間の美しさ」という言葉は「人間の尊厳」に置き換えることもできるであろう。また，同じく選考委員だった伊藤整も以下のように述べている。

　　ぼくらの二，三代前までは何でもない，當り前のこととして行わ

れていたこと，それが明治以後ヨーロッパ的な人間の考え方を取り入れ，ぼくらは忘れていたのだけれど，この作品を讀むと，ああこれがほんとうの日本人だつたという感じがする。……つまり近代文學の中での，人間の考え方ばかりが，必ずしもほんとうの人間の考え方とは限らないということです。僕ら日本人が何千年もの間續けてきた生き方がこの中にはある。（伊藤他 1956：202）

　このように，「楢山節考」は当初から，日本にも死の選択に関する自律・自己決定の伝統があることを示す作品として読まれていたと言える。従って，後年，日本における安楽死・尊厳死運動が始まって，その中でこの作品がよく引き合いに出されることになるのは，ごく自然なことであろう。

　1976 年に日本安楽死協会を設立し運動を牽引した太田典礼はしばしば「楢山節考」に言及しているが，彼にとってこの作品は「集団生存のための倫理」を示すものだった[10]。太田は，「原始社会または未開社会にあっては，広義の意味における安楽死が行われた。不治の病人や老人や赤子までも儀式化して，あるいは集団構成員の義務として死に導いたのであった。……日本でも同様の行為が行なわれてきたのはあまりにも有名で，老人を山にすてた姥すて山の風習等があり，深沢七郎の「楢山節考」……の文学となっている」（太田編 1974：60-61）と言っている[11]。

　晩年，太田は自らの思想をより自由に表現できる手段として，『老人島』（太田出版，1984 年）という短編小説集を出しており，この本

の帯には「昭和版「楢山節考」」「物語に託して高齢化社会が抱えるテーマが縦横に語られる現代人必読の書！」とある。この短編集の中心は書名と同じ「老人島」（太田 1984：5-101）という作品であり，それは老子（無為自然）の考えの下に集まった老人たちが近くの無人島に移住して，俗界を離れた自由な理想郷を建設しようとする物語である。そこには痛みや死の不安から解放されるためにケシの実からできた「老子丸」という名の秘薬（阿片丸）があり，老人たちは自らの意思でそれを飲んで，老子像が建てられた「函谷関」をくぐって聖地（洞穴）に赴くことで，（残された者が「自殺幇助罪」に問われることを回避して）「行方不明」になって最期を迎えられるという設定がなされている。

　それにしても，この作品を「昭和版「楢山節考」」と表すのはおかしなことである。「楢山節考」自体が「昭和」に書かれたものだからである。だから，これは正しくは「昭和版「棄老伝説」」とでもすべきところであるが，このような表現がなされているところには，「楢山節考」が書かれて 30 年余りで既に「棄老伝説」の代名詞となっていたことが表れている。或いは，「楢山節考」の舞台は前近代に設定されていたので，それを「昭和」に移したという意味が『老人島』の帯の宣伝文句にはあるのかもしれない。その意味において「老人島」は舞台を現代に置き直して「楢山節考」のテーマを引き継いだものであるが，そこでは自律・自己決定の要素がより純化されている。「老人島」では，そこに行くことができる人の資格が，老子の教えを信奉していること，月々収入（一定の生活費）があること，応分の出資金

を出すことや死ぬまで島を去らない覚悟があること等，厳格に制限されているので，「楢山節考」の又やんが楢山参りを拒むようには，函谷関をくぐって聖地に赴くことを拒むような人は存在しない。「楢山節考」では，おりんが自らお山に行ったと言っても，それは集団存続のために運命を受け容れるという意味だったが，「老人島」にはそういう要素はなく，純粋に個人の意思だけでそこに赴く設定になっているのである。

　ともあれ，以上のように「楢山節考」はその後の安楽死・尊厳死運動の中で，日本にも死に関する自律・自己決定の伝統があることを示す作品として引き合いに出されてきたのである。

３－２　尊厳死を強いる物語としての「楢山節考」

　ところが他方で，「楢山節考」にはまさに以上のような意味があるからこそ，むしろこれが「自己決定」の名の下に死を「強制」することに利用されるという批判がある。例えば，大谷いづみは，「『楢山節考』は老いた親を捨てに行く話ですが，うまくできていることに，息子は反対するのに老いた母が自ら楢山に出向く。ほかに間引きや切腹など，日本の生命倫理学，死生学は，これらを伝統の名の下に正当化することになるのでしょうか」（大谷 2008:40）と疑問を呈している[12]。また，上記のように「黄落」において自死した母親を「平成のおりん」に喩えた上野千鶴子も劇団民藝の舞台「黄落」（北林谷栄脚本）を見て，「こうやって〔「楢山節考」→「黄落」の系譜において〕美化された母親の自死に，わたしは落ちつかない気持ちで周囲の白

髪頭を見回さないではいられない。たとえこの〔「黄落」の〕老母のエピソードが実話であったとしても，そしてそのことにどんな厳粛な気持ちを息子夫婦が抱き，母親への敬愛を深めたとしても，それをこのように描くことで原作者はひそかに，そして脚本家はもっとあからさまなかたちで，潔癖な「自死へのすすめ」を，高齢者に説くことにならないだろうか」（上野 2003：111）と批判的な見解を提示している。

　それならばなぜ自律・自己決定が強制（他律）という反対物へと転化してしまうのかというと，そこには優生思想の問題があるであろう。日本における安楽死運動の提唱者である太田典礼にとって「よき死」とは「グッド・デスの確保，苦しまない平和な死。植物人間化して，見苦しい生きざまをさらしたくない。つまり品位ある死を望む，ということ」（太田 1977）であるが，こうした考えの帰結として，「植物人間」のみならず「本人の意思表示ができないような重症な障碍者」「老人ぼけがひどくなって意識が表明できない」人などは，「生きてる限り，むやみに治療を打ち切ることはできない」としても，「できるだけ少なくするのが理想」だということになる（太田 1973：137, 1982：39-41）。そして太田は，「老人ボケ」「精神薄弱者やひどい精神病者」のような「半人間」の場合には，「人権の過剰保護にならないように民主主義の立場から，人権審議委員会のようなものをつくって，公民権の一時停止処分などを規定すべきではないか」（太田 1982：130-131）ということまで提案している。このように，一方で自律・自己決定能力によって基礎づけられた「よき死」（安楽死・尊厳

256

死）を求めることが，他方ではそうした能力を失った高齢者や障害者を差別・排除することにつながるのである。

　安楽死・尊厳死をめぐる欧米諸国の一般的傾向としても，1990年代以降，延命治療の中止をめぐり「治療拒否権」から「死ぬ権利」へと尊厳死の概念が変容し，本人の自己決定こそが核心であるという傾向が強まるにつれて，「死ぬ権利」と「自殺する権利」の区別が難しくなり，また不治で末期の患者や植物状態の人だけでなく，神経難病や精神的苦痛をもつ人にも尊厳死の適用範囲が拡大するという傾向があるという（霜田 2006）。そして，従来は死の自己決定には消極的だった日本でも「死ぬ権利」の容認に向かう力学が顕在化しつつあって，認知症高齢者なども「生きるに値しない生」と見なす傾向が出てくる恐れがあるというのである。「楢山節考」には，このような一般的傾向に拍車をかけるのに利用される面があることは認識しておくべきであろう。

　以上，人の自律性や自己決定能力に尊厳の根拠を置く限り，そうした性質や能力を失った高齢者や障害者が，尊厳を有しないものとして排除される恐れがあることは否めない。「楢山節考」においては，自らの意思でお山に行ったおりんの美しい生き方・死に方には尊厳があるが，その対極として楢山参りを決断できない又やんの生き方・死に方は醜く，そこには尊厳は認められないということになる。しかし，「尊厳死の物語」であるというのがそれだけの意味にすぎないのであれば，「楢山節考」は単なる差別小説になりかねない。それならば，それを乗り越える道はどこにあるのだろうか。

3－3　関係性における尊厳

　「楢山節考」における尊厳概念をめぐる以上のような対立を乗り越えようとするならば，この物語における尊厳のありかを，ただおりんの自律性や自己決定能力だけに置くことはできないであろう。そこで，近年有力な議論として，尊厳を人間相互の関係性に求める考え方が打ち出されていることが鍵になる。

　例えば，基本法第 1 条に「人間の尊厳（Würde des Menschen）は不可侵である。これを尊重し，および保護することは，すべての国家権力の義務である」と規定されているドイツにおいて，近年「人間の尊厳」を人間相互の関係性として捉える学説が提唱されている（押久保2013）。すなわち，尊厳を，第一に神からの贈り物だと見るキリスト教や，人間の有する理性や自律性によって基礎づけるカント哲学の「賦与理論」，第二に尊厳を人間が本来的に有するものではなく，獲得されるものだとする「能力理論」に加え，新しい「第三の定義」として，尊厳を人と人との関係において相互に承認するものとして捉える「コミュニケーション理論」が提唱されており，この考え方によるならば，例えば精神病のために倫理的自己決定ができない人を貶めることは，相互承認の約束によって禁じられることになるというのである[13]。

　そこで，このように尊厳を関係概念とする考え方に立って「楢山節考」における尊厳のありかを捉え直すならば，次のように言えるであろう。すなわち，おりんの選択に尊厳性があるのは，ただ彼女が自ら

の意思で楢山参りを決定したからだけではなく，本心はその決定に反対である息子の辰平が，それでもなお母の意思を尊重して，しかしやはり泣いて苦悩しながら母を背負って楢山に同行する，という関係があるからではないかということである。そして逆に，隣家・銭屋の又やんの死に方に尊厳性がないのは，単に彼が優柔不断で自ら楢山参りを決定できないからだけでなく，さほど苦しむこともなく銭屋の倅が又やんを谷底に突き落としてしまうというような関係の中での死だからではないだろうか。さらに，辰平がおりんの楢山参りに最後まで同行するというところには，死出の旅路に極限まで付き添って看取りをするという意味があると思われるが，又やんが途中の七谷で突き落とされてしまうところには，又やんは満足に看取られることさえなく「殺された」ということが表現されているのではないだろうか。

　但し，このように「楢山節考」における尊厳のありかはコミュニケーション理論に基づき登場人物の関係性に求めることができるとしても，これには以下の二点の問題について補足を加えておく必要がある。

　第一に，「関係性における尊厳」という概念のもつ意義についての問題であるが，それは従来の賦与理論や能力理論に基づく自律性や自己決定能力と対立するものではなくて，むしろそうした属性や能力をそれとして生かす基盤こそが人間相互のコミュニケーションである，という意味をもつものである。例えば，尊厳が関係性の中で意味をもつものであるからと言って，たとえ銭屋の倅が又やんを谷底

に突き落す際に，辰平と同じように苦悩の涙にくれるような情け深い関係性を又やんと持っていたとしても，又やんの死が尊厳あるものになるわけではない。その意味では，尊厳死が成立するためにはやはり本人の意思が不可欠である。が，かと言って，もし泣きながらおりんを背負っていく辰平という存在がなく，けさ吉のように山へ行くのは「早い方がいいよ，早い方が」（深沢 1956：220）と急き立てるだけの冷たい関係しかないならば，おりんの死は「尊厳ある死」とは言えないだろう。そして，それを尊厳死と言うならば，それは単に死を強いるものとしてしか機能していないことになる。従って，おりんの自律的な楢山参りが「尊厳ある死」として成立するためには，辰平との関係性が不可欠である。その意味において，自己決定を支える関係性こそが尊厳死をして文字通り「尊厳ある死」たらしめる基盤だと言えるのである[14]。

　第二に，尊厳を関係性において捉える場合には，関係から排除される存在を生み出す恐れがあるという問題がある。例えば，出生前の生命や死者は排除される可能性のある存在である（押久保 2013：21-27）。が，同じく関係から排除されると言っても，出生前の生命はまだその関係の中に入っていない分，そもそも存在自体が認められにくい（「胎児の尊厳」という概念自体が成立しがたい）のに比べて，かつてはその関係に属していたがゆえに遺された者の記憶に残る分だけ，「死者の尊厳」は比較的語りやすい概念だと言える。「楢山節考」で言えば，おりんが山に行くのを「早い方がいいよ，早い方が」と言って急き立てるけさ吉に反対して，「おそい方がいいよ，おそい方が」

（深沢 1956:220）と引き留める優しさをもった玉やん（辰平の後妻）でも，（おりんが山へ行くのを遅らせる口減らしのために）「いいよ，ねずみっ子〔おりんの曽孫〕が生れたら，わしが裏山の谷へ行って捨ててくるから」（深沢 1956:224）と言い，それどころかその胎児の親であるけさ吉や松やん（けさ吉の嫁）でさえが平気で生れてくる子を捨てることを肯定しているところには，今までその関係の中で生きてきたおりんを排除することには争いがあっても，まだ関係が生じていない胎児には存在自体が認められていないことが窺われるのである。

　但し，このように「生まれ」に対する配慮がないことは，「老い」を主題とする「楢山節考」という物語の構成上，致し方のないことではあろう。深沢自身は決して「生まれ」に対する問題意識を欠いた作家ではなかった。それどころか，東北のある隔絶された村で密かに行われていた「間引き」を描いた作品である「みちのくの人形たち」（『中央公論』94 巻 6 号，1979 年）で深沢は，実は誰でもが間引かれたかもしれない存在であるという強い痛みをもって，生まれてすぐに葬られた生命に対する眼差しを向けている。すなわち，その村では間引きをした場合「逆さ屏風」を立てて暗にそれを示し，またそれへの贖罪からこけし（子消し）のような人形が作られるようになったのであるが，東京からその村を訪れた「私」（小説の語り手）がそのことを知った後，帰路のバスで乗り合わせた乗客たちが「人形」に見えてきて，「このひとたちは，あの逆さ屏風で消されなかった。が，消されたかもしれないのだ。バスの席で，いま人形になってその姿を現

261

わしているのだ」（深沢 1979：303）と思い至る，という極めて印象的なシーンでこの小説は閉じられているのである。

　このように従来はある関係の中では認められなかった存在も，主題が変われば別の関係においては認められるようになりうることを説明するのに，「関係性における尊厳」という概念は有効ではないかと思われる。この概念は，以前は排除されていた存在を，問題意識の広がりによって視野に収めることを可能にする柔軟な構造をもっている。そもそも現代において「胎児の権利」がリアルなものとして主張され始めたことの一因としては，生殖医療技術の発展により出生前の存在が映像化され「生命」として認識されるようになったことが考えられる一方，それであるがゆえに，胎児にまで権利を拡大するのを防ぐために，「自己意識をもった理性的存在者」のみを権利主体として「人格（person）」と見なす「パーソン論」を主張し，中絶を正当化しようとする議論もあって（蔵田 1999），「胎児の権利」と「産む・産まぬの女性の権利」は激しく対立してきた。賦与理論（自律性）や能力理論（自己決定能力）に基づく尊厳論では一方的に「パーソン論」に加担することにしかつながらないと思われるが，コミュニケーション理論に基づく尊厳論には，一方に偏することなく関係の進展・拡大に応じて，従来は尊厳を認められなかった存在もその中に含みこんでいく余地があると思われるのである。

おわりに

　本稿においてはまず，「楢山節考」が「棄老伝説」の系譜において
どのような位置を占めているのか，また「老人介護文学」に属する諸
作品とどう関係しているのかを検討した。この検討においては，この
作品が単に伝説に描かれたような親孝行物語に終わらず，老醜を晒
す手前で老いの問題を解決することを示しているという意味におい
て，「尊厳死の物語」だと言えることが確認された。

　次に，以上のことを補強する意味で，「楢山節考」が深沢七郎の亡
き母への鎮魂の意味をもっていることを確かめた。ここでは，真に
「尊厳ある死」が成立するためには，それを支える象徴的な宗教表象
が必要であること（自己決定論ばかりでなく死生観・宗教観の議論も
重要であること）を指摘した。

　最後に，自らの意思で楢山参りを決定したおりんをめぐって，その
姿に尊厳性があると肯定的に評価する見解と，むしろその姿こそが
「自己決定」の名の下に死を強制することに利用されるとする批判
的な見解の対立があることを確認した。そこでこの対立を克服する
ためには，尊厳を人間相互の関係性において捉える必要があるとい
う考え方を紹介した上で，「楢山節考」では，おりんを背負って楢山
参りに最後まで同行する辰平と彼女の関係性にこそ尊厳があると考
えるべきだという見解を提示した。

　以上，本稿において明らかにしたことを要約した上で，以下，尊厳
を関係概念として捉えることに潜む人間観の問題に触れておきたい。

パスカルは，「人間はひとくきの葦にすぎない。自然のなかで最も弱いものである。だが，それは考える葦である」という有名な言葉に続き，「われわれの尊厳のすべては，考えることのなかにある」と言っている（パスカル 1966：204）。「考えること」を基礎に置く人間とは「知性人（Homo sapiens）」のことだと言ってよいであろう。しかし，この人間観に立つ限り，「考えること」のできない人には尊厳は認められないことになる。そこでこれを克服できる人間観としては，ヴィクトール・フランクルの「苦悩する人間（Homo patiens）」（フランクル 2004）が一つの候補に挙げられるであろう。彼は強制収容所での自分自身の体験について，以下のように述べている。

　　〔強制収容所にあっても〕典型的な「被収容者」になるか，あるいは収容所にいてもなお人間として踏みとどまり，おのれの尊厳を守る人間になるかは，自分自身が決めることなのだ。かつてドストエフスキーはこう言った。「わたしが恐れるのはただひとつ，わたしがわたしの苦悩に値しない人間になることだ」……彼ら〔被収容者〕は，まっとうに苦しむことは，それだけでもう精神的になにごとかをなしとげることだ，ということを証していた。……およそ生きることそのものに意味があるとすれば，苦しむことにも意味があるはずだ。……苦悩と，そして死があってこそ，人間という存在は初めて完全なものになるのだ。（フランクル 2002：111-113）

ここには「苦悩」にこそ尊厳があるという考えが語られている。

"patiens" は英語の "patient（病人・患者／忍耐強い)" の語源だという。「知性人」を人間の模範とする人間観に立つ限り，「病人・患者」はそこから逸脱した者として尊厳が認められなくなる恐れがあるが，「苦悩人」という人間観に立つならば，人は誰でも「病人・患者」になって苦悩する可能性のある者として，あらゆる人に尊厳を認めることができるようになるであろう。

　最後に一言加えるならば，「苦悩 (suffering)」というものが人間相互の関係において生ずるものである以上，それは「共苦（co-suffering)」でなければならない。おりんの自律的な姿だけに尊厳性を見るのではなく，おりんと辰平の共苦の関係にこそ尊厳がある。「楢山節考」の主題は「自律から共苦へ」（寿台 2014）と読み替える方がよい。これが共苦の物語であると読むとき，正宗白鳥がこの作品を「人生永遠の書」（正宗 1968：90）と評したことが納得できるのである。

　注

(1)　作品の後の（　）は初出の雑誌又は出版社，出版年を示す。

(2)　実際，この養老の発言は「放言」に近いものなので，これに対して森岡は次のようにたしなめている。「いま養老さんがいわれたようなことは，尊厳死協会がいっているような意味での尊厳死ではないわけですよ。本人の事前の意思表示と事前指示にもとづいて代理執行しているわけではない。本人の意思はわからないから，家族と担当医師が，あうんの呼

吸でやっている。こういうのを肯定すべきかどうかはすごく難しいですよ。」

(3)　「森鷗外の安楽死観」については，寿台 2016，2017 参照。

(4)　日本では一般に，終末期の患者に薬物を投与するなどして死に至らしめる「積極的安楽死」に対し，延命治療の不開始又は中止によって死ぬに任せる「消極的安楽死」だけが「尊厳死」と呼ばれているが，欧米諸国では動機が尊厳に基づくものであれば，積極的安楽死や医師による自殺介助も「尊厳死」と呼ばれていることを付記しておきたい（寿台 2015:56）。

(5)　深沢によれば，「『楢山節考』は二通り書いたわけですよ。あの山に捨てられた母さんが帰ってくる。すると孫が生まれている……。でも，どうもおもしろくなくて，いま出ているほうを出したんです」（深沢 1978:154）という。もし母が帰ってくる方の話を出していたら，それは伝統的な棄老伝説と変わらぬ親孝行物語に終わり，後に安楽死・尊厳死の議論で引き合いに出されることにはならなかったであろう。

(6)　他にも深沢は「楢山節考」のヒントは何だったかを尋ねられ，「自分のおふくろのことですね。今は〔現代では「楢山節考」のように〕捨てられるんじゃないけど，ガンでもう見放されちゃってね」（深沢 1971:55＝〔　〕内は筆者の補足。以下，引用文の中の〔　〕は同様）と答えている。

(7)　本書は『伝記小説　深沢七郎』と題されているが，浜野は早くから深沢文学の研究に打ち込み（浜野 1973 は大学の卒業論文），また長期にわたって深沢と直に交流をもった人である。本書には確かに「虚構」の部分

もあるとのことである（だから『小説』と題されているのだと思われる）
が，そうした部分はほとんど嵐山光三郎『桃仙人——小説　深沢七郎
——』(1995) に依るものだと断ってある（浜野 2000：181)。ここに引用
した箇所は「虚構」とされている部分ではないので，浜野が深沢から直
に聞いたことを記したものだと考えられる。

(8)　深沢自身が母の死を「尊厳死」と考えていたかどうかについては，「楢
山節考」が発表された 1956 年にはまだ日本に「尊厳死」という言葉自
体がなかったので確定的なことは言えないが (1976 年に設立された「日
本安楽死協会」が「日本尊厳死協会」に改称されたのは 1983 年)，彼は
それにつながる問題意識は早くから持っていたと思われる。というのは，
深沢は 1963 年に「枕経」(『文芸』2 巻 1 号) という安楽死を主題とす
る小説を発表しているからである。これは医師が「朱色の塔の手当」と
称して「朱泥の液体を吸い込んだ」注射をすることで末期がんの患者を
楽に死なせる「治療」を描いた作品で，文脈から「朱泥の液体」とは致
死量のモルヒネのことだと推測される。この 1963 年は，日本における
安楽死運動を牽引した太田典礼の最初の関連論文（太田 1963) が発表さ
れた年である。また，深沢は 1984 年にも「極楽まくらおとし図」(『す
ばる』6 巻 1 号) という，「アタマのなかの血のクダが破れて，寝込ん
で」苦しむ老人自身の頼みで，枕を首に押しつけて楽にする（絶命させ
る）内容の作品を発表している。このように深沢は明確に安楽死を主題
とする作品を書いているから，後に「尊厳死」と呼ばれることになる事
柄に対しても問題意識をもっていたと考えることはできるであろう。但
し，「枕経」及び「極楽まくらおとし図」の二作品は，「朱色の塔の手当」

や「まくらおとし」を何の疑いもなく当然の処置として描くもので，単なる「殺人肯定の物語」とも言えるほど（積極的）安楽死肯定に偏った作品だという印象を受ける（「極楽まくらおとし図」の批判として松本 1986:151-153 参照）。従って，これらの作品と「楢山節考」の詳細な比較検討が必要になるが，それは今後の課題としたい。

(9)　筆者は，深沢七郎の宗教観は極めて重層信仰的（syncretic）なものではあるが，その基調にあるのは仏教的なものだと考えており，その意味では「楢山節考」は母への「鎮魂歌」よりも「供養」と言った方がよいと思っている。しかし，これを説明するにはさらに長い議論を要するので，本稿では取り上げないことにする。なお，深沢の信仰全般に関しては，相馬 2000:197-206（第二部第四章　信仰について）参照。

(10)　太田の思想全般に関して，大谷 2005 参照。

(11)　但し，民俗学では棄老の習俗は実在しないという解釈が定説となっており，例えば埋め墓と詣り墓を別にする両墓制の埋め墓の跡から白骨化した遺体が見つかることがあるので，それが誤って棄老の習俗の跡だと捉えられたのではないかなどと言われている（大島 2001:4; 佐々木 2015:2, 5）。

(12)　この「疑問」は，大谷の優生思想批判（大谷 2005）と考え合わせるならば「楢山節考」を用いて尊厳死を正当化することへの「批判」として受け取ってよいものであろう。

(13)　尊厳を関係性に求める議論として，他に Glahn 2009; 寿台 2013 参照。

(14)　ここで「尊厳」概念についてさらなる補足をしておきたい。「人間の尊厳」は「自律の尊重」（respect for autonomy）に還元してしまえる「無

用な概念」だとする主張もあるが（Macklin 2003），しかし尊厳を「公平」（equity）として捉える見方もある（Harris and Sulston 2004）。従って，尊厳は自律にも公平にも還元できるものではなくて，むしろそれらの「共通の根拠」を示す概念だと言える（Sulmasy 2007:9-10）。つまり，「自律」も「公平」も，どちらもその主張の根拠に「尊厳」を置くことができるのであるが，そのように「多くの道徳的伝統の中に存在しているという事実によって，人間の尊厳という考えは特に役立つ〈二次的概念〉（second-level concept）——どのような一次的な倫理の用語（first-order ethical vocabulary）が，最もうまく人間が尊重に値するものである理由を説明できるか，について〔考え方が〕異なっているような人々の間の道徳的合意を表現する概念——となる」（Weithman 2008:437）わけで，従ってそれは競合する諸立場の行き過ぎを抑制しながら，相互の対話を促すものになると考えられるのである（寿台 2013:19）。「尊厳」概念のこうした性質からも，それはコミュニケーション理論において基礎づける方が適していると言えるであろう。

引用文献

天沢退二郎（1976）「深沢七郎における〈母の死〉」『国文学——解釈と教材の研究——』21（8）:52-57.

嵐山光三郎（1995）『桃仙人——小説　深沢七郎——』メタローグ.

有吉佐和子（1972）『恍惚の人』新潮社.

伊藤整・武田泰淳・三島由紀夫「新人賞選後評」（1956）『中央公論』71（12）:201-207.

上野千鶴子（2003）『上野千鶴子が文学を社会学する』朝日新聞社.

大島建彦（2001）「姥捨ての伝承」『日本文学文化』1:2-18.

太田典礼（1963）「安楽死の新しい解釈とその合法化」『思想の科学』〔第5次〕17:72-80.

太田典礼（1973）『安楽死のすすめ――死ぬ権利の回復――』三一書房.

太田典礼編（1974）『安楽死』刊々堂出版社〔増補二版〕.

太田典礼（1977）「インタビュー望み得るか『品位ある死』」『朝日新聞』8月26日夕刊.

太田典礼（1982）『死はタブーか――日本人の死生観を問い直す――』人間の科学社.

太田てんれい（1984）『老人島――短編集――』太田出版.

太谷いづみ（2005）「太田典礼小論――安楽死思想の彼岸と此岸――」『死生学研究』5:99-122.

大谷いづみ（2008）「「尊厳ある死」という思想の生成と「いのちの教育」」関口グローバル研究会『SGRA レポート』41:36-48.

押久保倫夫（2013）「関係概念としての「人間の尊厳」」『東海法学』46:13-64.

工藤茂（2005）『姨捨の系譜』おうふう.

蔵田信雄（1999）「パーソン論――概念の説明――」加藤尚武・加茂直樹編『生命倫理学を学ぶ人のために』世界思想社〔3版〕:97-108.

佐江衆一（1995）「黄落」『新潮』92（4）:6-170.

佐々木陽子（2015）「「棄老研究」の系譜（Ⅰ）——民俗学的アプローチと文学的アプローチを中心に——」『鹿児島国際大学福祉社会学部論集』34（3）:2-14.

霜田求（2006）「尊厳死と安楽死——問題点の整理——」『麻酔』55:S84-92.

寿台順誠（2013）「死別の倫理——グリーフワークと喪の儀礼——」『生命倫理』23（1）:14-22.

寿台順誠（2014）「自律から共苦へ——日本における「安楽死・尊厳死」裁判の再検討——」『生命倫理』24（1）:116-125.

寿台順誠（2015）「安楽死の比較文化論を構想する——小野清一郎の安楽死論の検討を通して——」『生命倫理』25（1）:48-56.

寿台順誠（2016）「「諦め」としての安楽死——森鷗外の安楽死観——」『生命倫理』26（1）:15-25.

寿台順誠（2017）「安楽死論事始め——森鷗外「甘瞑の説」の意義と問題点——」『生命倫理』27（1）:4-16.

相馬庸郎（2000）『深沢七郎——この面妖なる魅力——』勉誠出版.

丹羽文雄（1947）「厭がらせの年齢」『改造』28（2）:85-111.

浜野茂則（1973）『深沢七郎論』浪漫主義文学研究会.

浜野茂則（2000）『伝記小説　深沢七郎』近代文芸社.

パスカル（1966）前田陽一・由木康訳『パンセ』中央公論社.

深沢七郎（1956）「楢山節考」『中央公論』71（12）:208-233.

深沢七郎（1963）「枕経」『文芸』2（1）:66-81.

深沢七郎（1971）『盲滅法──深沢七郎対談集──』創樹社.

深沢七郎（1975）『人間滅亡の唄』新潮社.

深沢七郎（1978）『たったそれだけの人生──深沢七郎対談集──』集英社.

深沢七郎（1979）「みちのくの人形たち」『中央公論』94（6）:284-303.

深沢七郎（1981）「信濃の野の友たち」『信濃毎日新聞』4月8日.

深沢七郎（1984）「極楽まくらおとし図」『すばる』6（1）:62-71.

深沢貞造（1968）「亡き母と楢山節」『深沢七郎選集2』大和書房，付属の月報2:3-4.

フランクル，V．E．（2002）池田香代子訳『夜と霧新版』みすず書房.

フランクル，V．E．（2004）山田邦男・松田美佳訳『苦悩する人間』春秋社.

正宗白鳥（1968）『陵疑と信仰』講談社.

松本鶴雄（1986）『深沢七郎論──民衆とは何か──』林道舎.

柳田國男（1962）「親棄山」『定本柳田國男集第二十一巻』筑摩書房:294-305.

養老孟司・森岡正博（1995）『対話生命・科学・未来』ジャストシステム.

Glahn, Julia Apollonia (2009) "Dignity of the Dead?," Dennis R Cooley and Lloyd Steffen eds., *Re-Imaging Death and Dying: Global Interdisciplinary Perspectives*, Inter-Disciplinary Press: 33-42.

Harris, John and Sulston, John (2004) "Genetic Equity," *Nature*

Reviews Genetics 5: 796-800.

Long, Susan Orpett (2005) *Final Days: Japanese Culture and Choice at the End of Life*, University of Hawai 'i Press.

Macklin, Ruth (2003) "Dignity is a Useless Concept," *British Medical Journal* 327 (7429):1419-1420.

Sulmasy, Daniel P. (2007) " Human Dignity and Human Worth," Malpas, Jeff and Lickiss, Norelle eds., *Perspectives on Human Dignity: A Conversation*, Springer: 9-18.

Weithman, Paul (2008) " Two Arguments from Human Dignity," President's Council on Bioethics (U.S.), *Human Dignity and Bioethics: Essays Commissioned by the President's Council on Bioethics*, US Independent Agencies and Commissions: 435-467.

巻末附録

苦悩する人間 《上》

寿台 順誠

苦を避ける 「生まれぬ権利」「死ぬ権利」

「最善のことは、君には永遠に手の届かないことだ。すなわち、生まれないこと、存在しないこと、無であることだ。しかし、君にとって次善のことは――すぐ死ぬことだ。」(ニーチェ「悲劇の誕生」)

＊＊

法学者として医療や生命倫理の諸問題を研究しているロイス・シェパード (Lois Shephe rd＝米・バージニア大教授) は、人間の苦に対する医療と法の対応のあり方を検討した一九九六年の論文において、現代では「苦を避ける権利 (right t o avoid suffering)」が前例のない形で主張されるようになっており、それが人生の始まり〈誕生〉と終末〈死〉の両極に関わる裁判や立法に表れているると述べている。

＊＊

誕生に関して取り上げられているのは、「生まれない権利 (right not to be born)」を主張する「不当生命 (wron gful life)」訴訟である。これは、子どもが重篤な先天性障害をもって出生した場合に、医療者が出生前診断を通して親に障害の情報を与えなかった等のことから、中絶されずに生まれてしまったとして、子本人が医療者に対して損害賠償を請求する訴訟である。これは、障害を負って生まれたこと自体が損害だという訴えであり、「苦を抱えて生きる権利」ではなく、「苦を避ける権利」を主張するものである。

＊＊

ちなみに、この訴訟と似ているもので「不当出生 (wrong ful birth)」訴訟がある。これは、情報不開示や誤情報のために障害児を生んでしまったとして損害賠償を、親が医療者に対して求めるものである。これは内容的には「障害を抱えて生きる権利」の保障を求めるもので、多くの訴えが認められる〈日本にもこの事例はある〉。ただ、「不当生命・不当出生」訴訟双方の根底に優生思想の問題があることに変わりはない。

＊＊

生の終わりに関して取り上げられているのは「死ぬ権利 (ri ght to die)」の主張である。これについては、「医師による自殺幇助」と「延命治療の中止」〈消極的安楽死〉と「延命治療の中止」の事例が検討されている。前者は余命六ヵ月などの要件の下で、医師が致死量の薬物を処方して患者が自殺する際の薬物を処方することが合法化されているもので、オレゴン州などで合法化されている。後者に関しては、世界で初めて延命治療の中止を法的に認めたカレン・アン・クインラン事件 (一九七五年) 以来、アメリカでは、無理な延命治療の拒否や自分が意思表示できなくなった場合の代理人指定を記すり

じゅだい・じゅんせい 1957年名古屋市 (真宗大谷派正覚寺) 生まれ。仏教者の社会運動、国会議員秘書を経て、現在は浄土真宗本願寺派光西寺 (東京都立川市) 住職。早稲田大 (独文科)、同朋大 (仏教学科) 卒。横浜国立大大学院 (国際関係法)、一橋大大学院 (憲法)、早稲田大大学院 (生命倫理学) で学び、現在は早稲田大大学院社会科学研究科博士課程 (日本文化論) に在籍。著書に「世界人権宣言の研究―宣言の歴史と哲学」(22世紀アート)。

ピング・ウィルや尊厳死証書の法的効力が認められるようになってきた。シェパードがこれらの事例について強調していることは「自律」「自己決定」に基づくものだと考えられているが、その根底には「苦を避ける権利」の主張があるということである。

＊＊

さて、シェパードが以上の論文を書いてから四半世紀が経つが、この間に「苦を避ける権利」の主張はますます進んできたと言えるだろう。誕生の所では、例えば日本でも二〇一三年から、妊婦の血液検査でダウン症などの染色体異常を高い精度で発見できる新型出生前診断 (NIPT) が実施されるようになった。死に関しても、例えばベネルクス三国では、回復不能の耐え難い苦痛があるなどの要件の下で、医師が薬物を投与して患者を死なせる「積極的安楽死」が合法化されている。外国人の「死にに行く」のを受け入れているスイスへ行く日本人がいることも、テレビ番組で取り上げられるようになった。現代人はますます「苦を避ける」ようになっている。これは私たちはどう考えたらよいだろうか。

中日新聞　2021年6月8日

276

苦悩する人間（下）

寿台　順誠

「さて、ところで、比丘たちよ、苦の聖諦とはこれである。いわく、生は苦である。老は苦である。病は苦である。死は苦である。怨憎会苦、愛別離苦・憂い・悩みは苦である。愛・歎き・悲しみ・苦しみ・悪い・悩みは苦である。怨憎するものに遭うは苦であり、愛するものと別離するは苦である。求めて得るをは苦である。総じていえば、この人間の存在を構成するものはすべて苦である」（増谷文雄編訳『阿含経典2』ちくま学芸文庫）

右は三十五歳で悟りを開いた釈尊の最初の説法（初転法輪）の言葉であり、「四苦八苦」の語源でもある。が、以下ではまず前回提示した問題を人権論からどう考えるかを述べた後、仏教の話に移りたい。

***

人権が優生思想を否定するのは当然だと考える人は多いかもしれないが、実は話はそう簡単ではない。前回触れた出生前診断が優生思想に基づくものであることは明白だとしても、それを正当化する人たちは、現代の優生学は「リベラル優生学」と言って、かつてナチスが行ったような国家の強制ではなく、人々が自由に選択するものなのだから問題ないと言う。人権を「自由権」、特に「自己決定権」を自由心にして考えるならば、「優秀な子を生む権利」「劣等な子なども、必ずしも否定されるものではない。事実、中絶論争において「産む・産まぬは女性の権利」と主張してきたフェミニストの中には、優生思想という右を肯定する人もいるという。自由権としての人権は優生思想を否定する根拠にはならないのである。

他方、例えば「健康で文化的な最低限度の生活」保障を規定する憲法二五条に示されるような「生存権」「社会権」を中心にして人権を考えるならば、その批判となりうるだろう。社会権としての人権は、「苦を避ける権利」ではなく「苦を抱えて生きる権利」の保障につながるのである（〈自由権／社会権〉の二分法の問題につき、拙著『安楽死論』参照）。

それでは、仏教では以上の問題をどう考えるだろうか。

冒頭の釈尊の言葉は「苦諦」について述べたものである。これは「四諦」の教説の第一「だから、その意味は「集諦」（苦の原因は煩悩にある）・「滅諦」（煩悩を断ずることで苦が滅する）・「道諦」（滅諦に至るためには八正道を実践すべきである）との関わりにおいて考えなければならない。このことは、「苦を避ける」のではなく、苦の原因を見極めることによって、「苦を超える」ことを目指すのが仏教であることを示している。苦の原因を見極めるとは、「縁起」（十二因縁＝無明→行→識→名色→六処→触→受→愛→取→有→生→老死）によって示された因果関係を見極めることである。

苦を超える　生きる意味 見出す中で

以上のような思考法を現代に応用するならば、医療技術の進歩によって大変な長寿を達成したにもかかわらず、かえって引き延ばされた老病死の過程が、長ければ長いほど苦しみを増して「死ぬ権利」まで主張せざるを得なくなっているのは何故なのかというと、それは誕生の所（『世界人権宣言の研究』参照）。

めて「劣生」を排除しようとすればするほど、とても「優生」とは言えない状態に陥り行く老病死の過程は抑制に悖るものにならざるを得ない。優生思想によって「操作される生」を因として、「引き延ばされる老病死」の苦果が生じているのである。

***

精神科医ヴィクトール・フランクルは、人の感覚さえ奪い去ってしまうナチスの強制収容所体験を基に記した『夜と霧』において、「まともに苦しむことには、精神的に何事かを成し遂げるということ以上に意味があるのだ」とし、最後に、彼は「苦悩する人間（Homo patiens）」という人間観を提唱している。

"patiens"は英語の"patient"（患者・忍耐強い・悩む者）の語であり、「人間とは『悩む』者」であり、「生老病死の苦に耐える者」なのである。

「生死」の苦の原因を見極めて、苦の中に生きる意味を見出すことで「苦を超える」——これこそ仏教の考え方ではないだろうか。

（じゅだい・じゅんせい＝光西寺住職）

中日新聞　2021年6月15日

著者略歴

寿台 順誠（じゅだい・じゅんせい）

　1957 年、真宗大谷派正雲寺（名古屋市中川区）に生まれる。1981年 3 月、早稲田大学第一文学部ドイツ文学科卒業後、僧侶として正雲寺に勤務するかたわら 1982 年 4 月、同朋大学文学部仏教学科に編入学して仏教（浄土真宗）を学ぶ。1984 年 3 月、同大学卒業後、関西のいくつかの寺院に勤めながら靖国問題・部落差別問題等に関する仏教者としての社会的諸活動を経て、1990〜1993 年、参議院議員翫正敏（当時）の公設第一秘書を務め、平和と人権に関わる諸問題（PKO・戦後補償等）に関わる。

　秘書辞任後、1994 年 4 月、横浜国立大学大学院国際経済法学研究科修士課程において国際関係法を学び（1997 年 3 月、同大学院修了）、1998 年 4 月からは一橋大学大学院法学研究科博士後期課程において憲法を学ぶ（2007 年 3 月、同大学院退学）。また、この間、1999 年には浄土真宗本願寺派光西寺に入寺（真宗大谷派から浄土真宗本願寺派に転派）、2001 年に同寺住職に就任、「学びの場」としての寺作りを模索してきた。2021 年 12 月、後継に住職を譲り、現在は同寺前住職となっており、今後は一個人として思想信仰の問題を究めたいと思っている。

　さらに最近では、2011 年 4 月より早稲田大学大学院人間科学研究科修士課程においてバイオエシックス（生命倫理）を学び（2014 年3 月、同大学院修了）、2016 年 4 月からは早稲田大学大学院社会科学研究科博士後期課程において日本文化論を学んだ（2022 年 3 月、

同大学院を退学したが、現在、博士論文を執筆している。論文の仮
題は「近現代日本の生老病死―文学作品に見る仏教と生命倫理
―」)。

（光西寺ホームページ : http://www.kousaiji.tokyo/）

現代の生老病死を考える
──信仰と学問の場をつなぐ生命倫理

2023年3月31日発行	著　者　**寿 台 順 誠**
	発行者　**向 田 翔 一**

発行所	株式会社 22 世紀アート
	〒103-0007
	東京都中央区日本橋浜町 3-23-1-5F
	電話　03-5941-9774
	Email: info@22art.net　ホームページ：www.22art.net
発売元	株式会社日興企画
	〒104-0032
	東京都中央区八丁堀 4-11-10 第 2SS ビル 6F
	電話　03-6262-8127
	Email: support@nikko-kikaku.com
	ホームページ：https://nikko-kikaku.com/
印刷 製本	株式会社 PUBFUN

ISBN：978-4-88877-164-1